Beate Wimmer-Puchinger
Anita Riecher-Rössler (Hrsg.)

Postpartale Depression

Von der Forschung zur Praxis

SpringerWienNewYork

Univ.-Prof. Dr. Beate Wimmer-Puchinger
Wiener Frauengesundheitsprogramm, Fonds Soziales Wien, Wien, Österreich

Prof. Dr. Anita Riecher-Rössler
Kantonsspital Basel, Basel, Schweiz

SpringerWienNewYork ist ein Unternehmen von
Springer Science+Business Media
springer.at

Die Wiedergabe von Gebrauchsnamen, Handelsnamen, Warenbezeichnungen
usw. in diesem Buch berechtigt auch ohne besondere Kennzeichnung nicht zu
der Annahme, dass solche Namen im Sinne der Warenzeichen- und Marken-
schutz-Gesetzgebung als frei zu betrachten wären und daher von jedermann
benutzt werden dürfen. Produkthaftung: Sämtliche Angaben in diesem Fach-
buch/wissenschaftlichen Werk erfolgen trotz sorgfältiger Bearbeitung und Kontrolle ohne Gewähr. Insbesondere Angaben über Dosierungsanweisungen und
Applikationsformen müssen vom jeweiligen Anwender im Einzelfall anhand anderer Literaturstellen auf ihre Richtigkeit überprüft werden. Eine Haftung des
Autors oder des Verlages aus dem Inhalt dieses Werkes ist ausgeschlossen.

Textkonvertierung und Umbruch: Grafik Rödl, Pottendorf, Österreich
Druck und Bindearbeiten: Strauss GmbH, Mörlenbach, Deutschland

Gedruckt auf säurefreiem, chlorfrei gebleichtem Papier – TCF
SPIN: 11545934

Mit 13 Abbildungen

Bibliografische Information Der Deutschen Bibliothek
Die Deutsche Bibliothek verzeichnet diese Publikation in der
Deutschen Nationalbibliografie; detaillierte bibliografische Daten
sind im Internet über http://dnb.ddb.de abrufbar.

ISBN-10 3-211-29955-6 SpringerWienNewYork
ISBN-13 978-3-211-29955-5 SpringerWienNewYork

Vorwort der Herausgeberinnen

Ein Kind zu erwarten – die Geburt zu erleben – Mutter, Vater zu sein, zählt zu den beglückendsten, überwältigendsten Erlebnissen und Bereicherungen des Lebens. Familienbildung erfordert andererseits eine große Umstellung der bisherigen Lebenssituation. Schwangerschaft bedeutet für Frauen eine körperliche und emotionale Adaptierung an einen „anderen Umstand". Dies ist von Phasen der Ambivalenz, vorübergehender Verunsicherungen und Ängsten, aber auch der Vorfreude und des Glücks begleitet. Kindheitserinnerungen, die Beziehung zur Mutter – ein Zurückbesinnen einerseits, Zukunftsentwürfe andererseits, Wünsche und Phantasien werden aktiviert. Fragen sozialer und gesundheitlicher Sicherheit sowie der längerfristigen Lebensplanung stellen sich in neuer Intensität angesichts der Erfahrung der erlebten Verantwortung. Signale des Körpers und Schwangerschaftsverlaufes bekommen einen großen Stellenwert. Für die meisten Frauen ist diese „normative Krise" jedoch gut und positiv zu bewältigen.

Jedoch bergen die Anforderungen von Schwangerschaft und Mutterschaft auch ein Risiko, depressiv zu werden, sich mutlos, antriebslos, freudlos, verzweifelt zu erleben. Dies gilt insbesondere für jene Frauen, die nicht das Glück hatten, eine bereichernde Kindheit erfahren zu haben, deren bisheriges Leben von psychischen oder sozialen Erschütterungen geprägt war, die in der Partnerbeziehung wenig Unterstützung erleben können oder deren Schwangerschaft oder Geburt von Komplikationen geprägt war.

Anzeichen, Ursachen und Folgen einer postpartalen Depression sowie Möglichkeiten und Effekte ihrer Behandlung sind wissenschaftlich längst erkannt, werden jedoch in der Geburtshilfe, Schwangeren- und Elternberatung bis dato zu wenig beachtet.

Es ist unser Anliegen, Lösungsansätze zur Früherkennung psychosozial belasteter Frauen sowie vernetzte Möglichkeiten zur Unterstützung in der Schwangerenbetreuung, Geburtshilfe und Elternberatung aufzuzeigen. Beiträge aus Forschung und Praxis verschiedener Disziplinen wie Gynäkologie, Psychiatrie, Pädiatrie, Psychotherapie, der Hebammen,

und der Sozialarbeit sollen das Grundprinzip einer multiprofessionellen Teamarbeit aufzeigen, sowie einer interdisziplinären Perspektive von Mutter- bzw. Elternschaft gerecht werden.

Unserer Überzeugung folgend, dass Kinderwunsch nicht nur einer individuellen Einstellung entspricht, sondern gesellschaftliche Rahmenbedingungen unterstützend oder hemmend wirken, geht der Einleitungsbeitrag der prominenten Familiensoziologin *Elisabeth Beck-Gernsheim* der Frage des europaweiten Geburtenrückgangs nach. Sie konzentriert ihre Analyse auf „drei Entwicklungen, die in den letzten Jahrzehnten eingesetzt haben und für das Verhältnis „Frauenleben und Kinderwunsch" einen Wandel der Vorgaben schaffen" (S. 1). Hat die Pille als die meistbenützte Methode der Empfängnisverhütung den Frauen rückblickend die Entscheidung des idealen „timings" für den „optimalen" Zeitpunkt erschwert? Gibt es einen fließenden Übergang vom Aufschieben des Kinderwunsches durch die Pille zur „Falle" der Infertilität, die dann mit In-Vitro-Fertilisation medizinisch gelöst wird? Was bedeutet der Entscheidungskonflikt bei differenzierter Pränataldiagnostik für die Schwangere, das Paar? Die veränderten Anforderungen des Arbeitsmarktes nach Flexibilisierung und Deregulierung verlangen nach Ausweitung privater Ressourcen und diversen zu organisierenden „Helferinnen". Als Resümee bleibt: Manches ist leichter geworden, „mit neuen Chancen, aber auch Risiken, Abhängigkeiten, Entscheidungskonflikten" – Kinderhaben, so Beck-Gernsheim, bleibt weiterhin ein soziales Wagnis für Frauen.

Nach den soziologischen Betrachtungen zu Kinderwunsch und gesellschaftlicher Wirklichkeit geht der Beitrag der Schweizer Wissenschaftlerin und Psychiaterin *Anita Riecher-Rössler* auf die Grundlagen ein und gibt einen Überblick zum aktuellen Stand des Wissens über die postpartale Depression. Aufgrund einer ausführlichen Betrachtung der Symptomatik, der Ursachen und des Verlaufs dieser Erkrankung kommt sie – in Übereinstimmung mit aktuellen Forschungsergebnissen – zu dem Schluss, dass es sich hier um keine spezifische Erkrankung handelt. Vielmehr ähnelt die postpartale Depression in vielem den depressiven Erkrankungen, wie sie auch sonst bei Frauen häufig vorkommen. Wichtig ist aber, dass depressive Erkrankungen in der Postpartalzeit besonders häufig unerkannt bleiben und dass sie besonders schwere Folgen haben können – nicht nur für die Mutter, sondern auch für das Kind und die ganze Familie. Der Auf- und Ausbau niederschwelliger, spezialisierter ambulanter und stationärer Beratungs-, Behandlungs- und Betreuungsangebote wird deshalb dringend eingefordert.

Das Wiener Programm für Frauengesundheit bildet die Basis für ein wissenschaftlich evaluiertes Modellprojekt zur Früherkennung und Betreuung psychosozial belasteter Schwangeren in drei geburtshilflichen Zentren in Wien.

Rund 3000 schwangere Frauen wurden zu verschiedenen Zeitpunkten vor und nach der Geburt zu ihrer Stimmung und zu sozialen Bedingungen befragt- und bei Angaben von hoher Belastung in der Schwangerschaft von Hebammen, Psychotherapeutinnen oder SozialarbeiterInnen unterstützt. Auch erfolgte vor Start des Projektes ein Training zur Sensibilisierung des geburtshilflichen Personals.

Für das Vorhaben verantwortlich zeichnet die Gesundheitswissenschaftlerin und Wiener Frauengesundheitsbeauftragte *Beate Wimmer-Puchinger*.

Um einen internationalen Erfahrungsaustausch zu ermöglichen, hat die Wiener Projektgruppe Konferenzen mit einer erfolgreichen Initiative zur Reduktion der postpartalen Depression in Australien abgehalten. Die Hauptanliegen und Erfahrungen dieses breit angelegten 5-jährigen Screeningprojektes zur frühzeitigen Unterstützung der Mütter mit postpartalen Depressionen (beyondblue National Postnatal Depression Program) werden im Beitrag von *Justin Bilszta* und seinen CoautorInnen vorgestellt.

Eine wichtige Vertrauensstellung für die Frau nimmt der/die GynäkologIn ein. Dieser Berufsgruppe kommt daher eine wichtige "gatekeeper-Funktion" in der Schwangerenbetreuung, der Kommunikation mit der Schwangeren und jungen Mutter und bezüglich früher Hilfestellung zu.

In den gynäkologischen/geburtshilflichen Sprechstunden können erste Anzeichen erkannt, oder aber diese Chance infolge knapper Zeitressourcen oder fehlender Fortbildung nicht wahrgenommen werden. *Johannes Bitzer* und *Judith Alder* gehen in ihrem Beitrag auf Grundlagen der Arzt-Patientin-Kommunikation ein. Der Schweizer Johannes Bitzer ist Gynäkologe und Geburthelfer mit psychotherapeutischer sowie psychosomatischer Expertise, seine Coautorin Psychologin an derselben Abteilung. Für den/die niedergelassene GynäkologIn wird die Frage, wann und wie eine Überweisung zur Psychotherapie oder psychiatrischen Behandlung erfolgen sollte, geklärt. Weiters werden die für diese Berufsgruppe relevanten pharmakologischen Fragen angeschnitten.

Die pharmakologische Behandlung von postpartalen Depressionen wird im Beitrag von *Claudia Klier, Miriam Schäfer* und *Mario Lanczik* vertieft behandelt. Viele kritische Fragen bezüglich Indikationsstellung und Risikoabwägungen, insbesondere etwaige Auswirkungen auf den Säugling über die Muttermilch, werden hier aufgeworfen. Neben einem aktuellen internationalen Überblick zum Stand der Forschung werden wesentliche Leitlinien für die Praxis dargestellt.

Um die notwendige Zusammenarbeit und Vernetzung von Geburtshilfe und Psychotherapie transparenter zu gestalten, gibt der Beitrag von *Jutta Fiegl,* Vorsitzende des Wiener Landesverbandes für Psychotherapie und Vizerektorin der Sigmund Freud Privatuniversität Wien, einen em-

pathischen Einblick in psychische Belastungsmomente der Mutter-/Elternschaft und in Strategien der psychotherapeutischen Arbeit. Das mit ihren Ausführungen verbundene Anliegen ist, das Verständnis für die betroffenen Frauen zu verbessern und Überlegungen für eine Psychotherapie-Indikation zu erleichtern: Kurz, dem Tabu „Psychotherapie" mit besserer Einsicht in deren Arbeitsweise begegnen zu können. Ergänzend reflektiert die Psychologin und Psychotherapeutin *Maria Weissenböck* Erfahrungen aus der psychotherapeutischen Praxis im Rahmen des Wiener Modell-Projektes.

Ab wann ist jedoch eine stationäre Aufnahme erforderlich und welche ergänzenden therapeutischen Ansätze und Heilungschancen können hier geboten werden? Auf diesen Aspekt der Behandlung bei besonders schwer erkrankten Müttern im Rahmen einer psychiatrischen, stationären Aufnahme, die auf die Mutter-Kind-Interaktion in diesem frühen Stadium fokussiert, geht der Beitrag der Psychiaterin *Claudia Rainer-Lawugger* ein. Ihr Anliegen ist eine umfassenden Vernetzung und Zusammenarbeit aller relevanten Institutionen. Vor allem aber plädiert sie für ein Zusammenrücken der Geburthilfe mit der psychiatrischen Arbeit im Rahmen von intensivierter Konsiliartätigkeit. Sie beschreibt erfolgreiche, nachhaltige Strategien, die im Rahmen des Wiener Modellprojektes erfolgt sind.

Ein wichtiger Aspekt, der vielfach noch unterschätzt oder ausgeblendet wird, ist der des Kleinkindes: Welche Auswirkungen hat die Erkrankung oder Belastung der Mutter auf die Entwicklung des Kindes? Die Säuglingsforschung weist mit Recht auf die diffizilen Mechanismen der Mutter-Kind-Dyade hin. Sie hat förderliche Bedingungen ebenso nachgewiesen wie langfristigen Risiken oder Defizite, die infolge der Erkrankung der Mutter zu einer „gestörten" Interaktion führen und das Kind in der Entwicklung benachteiligen können.

Die Pädiaterin, Säuglingsforscherin und Expertin der Säuglingspsychosomatik *Josephine Schwarz-Gerö* geht in ihrem Beitrag auf evidente Auswirkungen von Postpartaler Depression auf das Baby ein. Anderseits werden Ansätze der Früherkennung und Behandlung aufgezeigt.

In der multiprofessionellen Behandlungskette und als Schnittstelle zwischen Schwangerenbetreuung und späterer Betreuung der Mutter bzw. der Eltern unerlässlich ist der Beitrag der Sozialarbeit. Sie unterstützt bei gravierender finanzieller Not, rechtlichen Fragen, Wohnungssorgen, aber auch sonstigen, schwerwiegenden Problemen (wie zum Beispiel Gewaltvorkommnissen), die die Mutter und somit auch das Kindeswohl beeinträchtigen könnten. In ihrem Beitrag schildert *Roswitha Friedl*, verantwortliche Leiterin all jener SozialarbeiterInnen des Amtes für Jugend und Familie, die im „Spitalsverbindungsdienst" in den Wiener geburtshilflichen Abteilungen arbeiten, Praxiserfahrungen und

Lösungsansätze, die im Rahmen des Wiener Modellprojektes als wesentliche soziale Stützen für die Frauen erarbeitet wurden. Der Beitrag dieser engagierten SozialarbeiterInnen zum Wohle der Frauen, Eltern und Kinder kann nicht hoch genug bewertet werden. Es ist uns wichtig, die Erfahrungen dieser Berufsgruppe, die Härtefälle und Krisen der Frauen mildern, einzubringen.

Die Schwangerenbetreuung bis zur Geburt und zum Wochenbett liegt immer stärker in den Händen der Hebammen. Das ist eine gute und frauenadäquate Entwicklung. Diese Berufsgruppe stellt für die Frauen die Kontinuität der Betreuung sicher – Hebammen sind neben niedergelassenen GynäkologInnen die wichtigsten Bezugspersonen. Sie sind das „Zentrum" der Information und Kommunikation für die Frauen. Der Zugang, die Begleitung und Unterstützung wird von den Frauen als niederschwellig, kompetent und beruhigend empfunden. Das zeigen nicht nur viele Studien, sondern vor allem auch die tägliche Praxis. Die Präsidentin des österreichischen Hebammengremiums, *Renate Grossbichler-Ulrich*, schildert in ihrem Beitrag detailliert und praxisnah die Aufgaben und Möglichkeiten der Hebamme in der Früherkennung und weiteren Hilfestellung psychisch belasteter schwangerer Frauen. Vorraussetzung für eine gute professionelle Gesprächsbasis zur Weitertriagierung ist eine kontinuierliche Fortbildung.

Unser Anliegen, das wir mit diesem Buch transportieren wollen, ist, den Frauen in ihren Anforderungen, Ängsten und Belastungen gerecht zu werden – sie in aller Professionalität zu unterstützen und nicht alleine zu lassen. Des weiteren soll durch besseres Verständnis das Schweigen und die Schuldgefühle der Frauen, die oft hinter der Sprachlosigkeit stehen, durchbrochen werden. Wir wollen dazu beitragen, all jene Frauen besser zu unterstützen, die sich „nicht guter Hoffnung" fühlen können – die im Schatten des viel beschriebenen Mutterglücks stehen, um allen Beteiligten – auch den Familienangehörigen der Betroffenen, bessere Brücken zum Problemverständnis zu bauen.

Das Buch wendet sich daher an alle Berufsgruppen und Institutionen, die mit Schwangeren und jungen Müttern/Eltern arbeiten.

Beate Wimmer-Puchinger und *Anita Riecher-Rössler*

Inhaltsverzeichnis

ELISABETH BECK-GERNSHEIM

Geburtenrückgang und Geschlechterverhältnisse – Eine Zwischenbilanz

Einleitung

Die 50er und beginnenden 60er Jahre gelten in der Sozialwissenschaft als das „goldene Zeitalter" von Ehe und Familie. Es war selbstverständlicher Teil der sogenannten „Normalbiographie", dass man früh heiratete und früh Kinder bekam.

Auf eine Formel gebracht: „Love – marriage – baby carriage". Also erst die rosaroten Wolken der jungen Liebe; dann der standesamtlich und möglichst auch kirchlich besiegelte Bund; und dann – als Krönung der Liebe – die gemeinsamen Kinder.

Solche Lebenswege gibt es auch heute noch. Aber sie sind, wie wir wissen, längst nicht mehr so selbstverständlich wie damals.

Zum Beispiel das Kinderkriegen: Um die Mitte der 60er Jahre begannen die Geburtenzahlen in den meisten Ländern Mitteleuropas zu sinken, und zwar deutlich und anhaltend.

In den 70er Jahren dann wurde der Geburtenrückgang – auch und gerade in Deutschland – zu einem Thema, das Politik, Medien, Öffentlichkeit bewegte und lebhafte Kontroversen auslöste. Da waren auf der einen Seite die Frauen der Frauenbewegung, die die traditionelle Mutterrolle als Unterdrückungsinstrument begriffen, die die Parole „Mein Bauch gehört mir" formulierten und für die Freigabe der Abtreibung demonstrierten – und im anderen Lager die PolitikerInnen, WissenschaftlerInnen, Leitartikel-SchreiberInnen, die unablässig das Klagelied der „fehlenden Wiegen" anstimmten, im Geburtenrückgang Zeichen für wachsenden Hedonismus und Egoismus erkannten und durch die Prognosen des Bevölkerungsrückgangs Deutschlands Position in der Welt im Niedergang sahen.

Heute, zu Beginn des 21. Jahrhunderts, sind die Geburtenzahlen überall in Europa noch weiter gesunken. Durchgängig sind sie bei Werten unter Reproduktionsniveau angekommen, d.h. ohne Zuwanderung von außen wird die Bevölkerung auf Dauer schrumpfen.

Diese Situation bietet Anlass zu einer kleinen historischen Bilanz, vor allem mit Blick auf Frauen und Geschlechterverhältnisse.

Es ist Zeit, um zu fragen: Wie ist die Entwicklung in den letzten drei Jahrzehnten verlaufen? Wo sind in der Zwischenzeit neue Bedingungen entstanden, was ist vielleicht auch beim Alten geblieben? Wie steht es heute um das Spannungsverhältnis zwischen Kinderwunsch und dem eigenen Leben der Frau?

Es wäre freilich vermessen, diese Fragen im Rahmen des folgenden Beitrags umfassend behandeln zu wollen. Deshalb ist mein Vorhaben bescheidener, auf strategisch wichtige Punkte beschränkt. Ich will die Aufmerksamkeit auf drei Entwicklungen lenken, die in den letzten Jahrzehnten eingesetzt haben und für das Verhältnis „Frauenleben und Kinderwunsch" einen Wandel der Vorgaben schaffen.

Dabei geht es erstens um neue Angebote der Medizintechnologie, von der Pille zu Fortpflanzungsmedizin und Pränataldiagnostik.

Zweitens rückt der neue Arbeitsmarkt ins Blickfeld mit der Forderung nach Chancengleichheit und den aktuellen Geboten von Flexibilisierung und Deregulierung.

Drittens schließlich geht es um Hausarbeitsmigrantinnen und um neue Formen der transnationalen Arbeitsteilung zwischen den Frauen.

Neue Angebote der Medizintechnologie: von der Pille zu Fortpflanzungsmedizin und Pränataldiagnostik

Mit der Pille, deren Verbreitung in der zweiten Hälfte der 60er Jahre einsetzte, begann eine neue Epoche für Frauen. Zwar waren schon seit langem Verfahren zur Geburtenkontrolle bekannt, aber dennoch wurde mit der Pille ein wesentlicher Durchbruch erreicht: Jetzt endlich gab es ein Verhütungsmittel, das einfach anzuwenden war und hochgradig zuverlässig, jetzt endlich war nicht mehr die ständige Angst vor einer Schwangerschaft gegenwärtig. Wahlfreiheit hieß die neue Verheißung: Frauen konnten selbst entscheiden, wann sie ein Kind wollten und wie viele sie wollten. Sie konnten abwarten, bis der Kinderwunsch hineinpasste in die sonstigen Vorgaben in ihrem Leben. Und sie konnten sich gegebenenfalls auch dagegen entscheiden.

Damit stellt sich die Frage: Wie ist die tatsächliche Entwicklung rückblickend verlaufen? Ist die Verheißung der Wahlfreiheit in Erfüllung gegangen?

___ Zeitliches Aufschieben

Zunächst einmal hatte die Pille zur Folge, dass viele Frauen abzuwarten begannen. Sie schoben den Kinderwunsch im Lebenslauf weiter hinaus. Sie versuchten, den „richtigen Zeitpunkt" zu finden, wo die Bedingungen stimmten: die Partnerbeziehung, der Ausbildungsabschluss, der Berufseinstieg, die Wohnung, das Einkommen. Als die Voraussetzungen einigermaßen günstig erschienen – oder als der Kinderwunsch stärker wurde –, setzten sie die Pille ab und wurden Mutter.

Für manche Frauen ist allerdings nie der richtige Zeitpunkt gekommen. Es gab immer ein Teilchen im Puzzle, das gerade nicht stimmte. Zum Beispiel waren sie endlich im Beruf etabliert, konnten eine Baby-Pause sich leisten – da ging die Partnerschaft in die Brüche. Oder sie hatten endlich den richtigen Partner gefunden, aber der Job ging verloren und die finanzielle Basis war zu unsicher. Obwohl sie „eigentlich" Kinder gewollt hatten, ergab es sich nicht. Je besser sie planen wollten, je mehr sie möglichst „optimale" Voraussetzungen schaffen wollten – desto mehr wuchs die Wahrscheinlichkeit, dass sie das Kinderhaben am Ende verpassten.

___ Die Pille als Einstieg in die Fortpflanzungstechnologie

Das zeitliche Aufschieben erwies sich auch für einige andere Frauen als problematisch. Nachdem sie sich zum Kinderhaben entschlossen und die Pille abgesetzt hatten, passierte – nichts. Sie mussten feststellen, dass die Pille zwar das Verhüten leicht machte und in diesem Sinn zur genauen Lebensplanung beitragen konnte. Aber die andere Seite der Medaille war – und daran hatten nur wenige vorher gedacht –, dass mit dem zeitlichen Aufschieben die biologischen Voraussetzungen für eine Schwangerschaft unsicherer wurden: Die Fruchtbarkeit, so die nüchternen Fakten, nimmt mit steigendem Alter der Frau ab. So wuchs in den folgenden Jahren – und nicht zuletzt im Gefolge der Pille – die Zahl der Frauen, die ungewollt kinderlos blieben.

Wie wir wissen, sind für Frauen in dieser Situation neue Auswege entstanden, oder genauer zumindest: die Verheißung von Auswegen.

Seit den 70er, 80er Jahren sind in schneller Folge immer mehr Angebote der Reproduktionsmedizin entwickelt und technisch perfektioniert worden, von der hormonellen Stimulation bis zur In-vitro-Befruchtung und zur Eizellen-Spende. Allerdings können auch diese Behandlungsverfahren keine einfache Lösung anbieten, sondern haben wiederum eine Kehrseite.

Das beginnt mit den finanziellen Kosten (je nach Land und Regelung muss der Patient bzw. die Patientin einen größeren oder geringeren Teil

der Behandlung selbst bezahlen). Hinzu kommen Risiken im psychischen und sozialen Bereich, von der Sexualität nach Kalender und Zeitplan bis zur emotionalen Anspannung, dem ständigen Wechsel zwischen Hoffen und Bangen. Hinzu kommen erst recht die physischen Belastungen durch weitgehende Eingriffe in den Körper der Frau, zum Beispiel die Gefahren der hormonellen Überstimulierung. Wenn es gut geht, kommt am Ende das heiß ersehnte Kind. Wenn nicht – weil die Erfolgswahrscheinlichkeit vieler Behandlungsverfahren noch immer sehr begrenzt ist –, bleiben am Ende Enttäuschung und das Gefühl des Verlusts.

So gesehen ist die Wahlfreiheit, die die Pille zunächst gebracht hat, für diese Gruppe von Frauen am Ende ins Gegenteil umgeschlagen. Sie hat viele Frauen zu Klientinnen gemacht im großen Betrieb der Fortpflanzungstechnologie – mit all den Abhängigkeiten und Zwängen, Risiken und Kosten, die sich daraus ergeben.

Die Risiken der späten Mütter

Dies gilt vergleichsweise ähnlich auch für eine weitere Gruppe von Frauen. Sie haben das Kinderhaben lange verschoben, sehr lange. Dann schließlich wollten sie schwanger werden, und sie wurden es auch. Aber sie waren mittlerweile älter geworden. Und nachdem in den letzten Jahrzehnten Pränatal- und Gendiagnostik schnelle Fortschritte machten, nachdem sie die genetischen Grundlagen von Gesundheit und Krankheit immer genauer aufschlüsseln konnten, gerieten die Risiken der „späten Mütter" zunehmend ins Blickfeld, wurden über Medien und nicht zuletzt Frauenzeitschriften verbreitet und wurden derart zum Allgemeinwissen, dem keiner und keine entkam.

Passgerecht für die entsprechenden Ängste entwickelte sich bald ein eigenes Repertoire medizintechnischer Hilfsangebote aus Pränatal- und Gendiagnostik. Also Tests verschiedener Art, im Kern ein Normalitäts-Check fürs Ungeborene, um die schwangere Frau zu beruhigen und ihr die Ängste zu nehmen.

Aber auch diese Verheißung hat ihre Kehrseite, denn bekanntlich können die Tests keinen Garantie-Schein für günstige Befunde anbieten. Was also dann, wenn der Befund diffus ist, unklar, mehrdeutig? Oder was, wenn er eindeutig ist, wenn er eine Behinderung ausweist? Oder wenn die Amniozentese gar eine Fehlgeburt auslöst? Ich bin jetzt 38, auf dieses Kind habe ich solange gewartet, vielleicht ist diese Schwangerschaft meine letzte und einzige Chance?

An solchen Fragen wird deutlich, was auch die Kehrseite der Wahlfreiheit ist: Je länger die Frauen das Kinderhaben aufschieben, desto eher werden sie in einem späteren Stadium konfrontiert mit den Ängsten, die um eine mögliche Behinderung des Kindes kreisen, mit den

daran geknüpften Unsicherheiten, Entscheidungszwängen, Entscheidungskonflikten. Auch hier also hat die fast perfekte Verhütung den Weg vorbereitet für den Einsatz weiterer Medizintechnologie. Dabei werden Frauen zu Patientinnen/Klientinnen und erfahren neue Abhängigkeiten. Die „Schwangerschaft auf Probe" (*Barbara Katz Rothman*) wird zunehmend zur Normalität.

Der neue Arbeitsmarkt: die Forderung nach Chancengleichheit und die Gebote von Flexibilisierung und Deregulierung

Nachdem in den hochindustrialisierten Ländern des Westens immer mehr Frauen berufstätig wurden, nachdem immer mehr Frauen sich aufrieben im Spannungsverhältnis zwischen Beruf und Familie, begann in den 70er Jahren die Forderung nach Chancengleichheit im Beruf immer stärker zu werden.

Heute, drei Jahrzehnte danach, ist „Gleichberechtigung" zum allgemein akzeptierten Stichwort aufgestiegen, zur Pflichtformel in seriösen Parteien und Organisationen.

Und zweifellos hat sich in den letzten Jahrzehnten auch manches bewegt. Um die Vereinbarkeit von Beruf und Familie zu fördern, sind auf der Ebene der politisch-institutionellen Vorgaben neue Regelungen durchgesetzt worden. Erfolge sind vor allem in Frankreich und den skandinavischen Ländern erkennbar, ansonsten blieben die Fortschritte bislang eher bescheiden. Ob Deutschland, ob Großbritannien, ob Spanien: Die öffentlichen Angebote für Kinderbetreuung reichen nicht aus, die Strukturen der Arbeitswelt sind im Kern weiter familienfeindlich.

Prekäre Arbeitsverträge

Dies gilt umso mehr, wenn man die aktuellen Trends sieht, die sich in den letzten Jahren in der Arbeitswelt zunehmend durchgesetzt haben. Sie führen – ungewollt, aber dennoch sehr wirksam – in eine weitere Stufe der Familienfeindlichkeit hinein.

Dazu ein kurzer historischer Rückblick: In den 50er, 60er, 70er Jahren waren feste Arbeitsverhältnisse und feste Arbeitszeiten die Norm. Arbeitskräfte wurden zunächst dringend gesucht; und als danach die Arbeitslosigkeit allmählich zunahm, blieb sie immer noch vergleichsweise niedrig.

Tempi passati, vergangene Zeiten. „Hilfe, mein Arbeitsplatz wandert aus" ist ein Satz, der das Zeitalter der Globalisierung kennzeichnet. In vielen westlichen Ländern ist die Arbeitslosigkeit drastisch gestiegen. Und von den Menschen, die heute einen Arbeitsplatz haben, wissen

viele nicht, ob sie ihn morgen noch haben werden. Dazu heißen die Postulate, die die Arbeitswelt immer stärker bestimmen, Flexibilisierung und Deregulierung.

Wer ins Berufsleben einsteigt, bekommt häufig nur Praktika angeboten (im Klartext: man muss regulär arbeiten für wenig Geld). Auch im Stadium danach gibt es immer seltener feste Stellen, stattdessen kurzfristige Verträge; also keine Sicherheit auf Dauer, sondern nur einen Scheck für heute und morgen.

Wie soll man auf derart prekärer Grundlage eine Familie gründen, wie die Verantwortung für ein Kind übernehmen?

—— Mobilität statt Kontinuität

Und dann erst recht Arbeitsort und Arbeitszeiten: Statt Kontinuität ist die Bereitschaft zum vielfachen Wechsel gefordert. In immer mehr Berufsfeldern gehört heute geographische Mobilität zum Alltag dazu (Praktikum im Ausland, Dienstreise in eine andere Stadt). Und ist erst die eine Stelle beendet, muss man oder frau sich eine neue suchen – also von Salzburg nach Wien, von Frankfurt nach Freiburg. In immer mehr Berufsfeldern ist auch zeitliche Mobilität gefragt (Abendkurs oder Wochenendseminar, Nachtschicht oder Wochenenddienst). Das alles ist aus betrieblicher Sicht zweifellos nützlich. Wie aber verträgt es sich mit den Anforderungen eines Lebens in und mit der Familie, das umgekehrt gerade Kontinuität, Präsenz, Verlässlichkeit braucht? Schon die Partnerbeziehung wird schwierig, wenn der eine in Graz arbeitet, die andere in Wien. Aber noch viel schwieriger wird es, wenn erst Kinder da sind. Die kann man nicht im Tiefkühlfach lagern und, wenn das Fortbildungsseminar oder die Dienstreise vorbei ist, wieder herausholen. Es ist nicht verwunderlich, wenn angesichts zunehmender Mobilitätszwänge junge Frauen und Männer sagen: Das schaffe ich nicht. Das ist zu kompliziert. Da will ich lieber kein Kind.

Die Bilanz, wenn man mit den 70er Jahren vergleicht, fällt also wiederum zwiespältig aus. Zweifellos ist auf politischer Ebene versucht worden, die Vereinbarkeit von Beruf und Familie zu erleichtern. Doch die Anstrengungen blieben punktuell, die Erfolge begrenzt. Auf der anderen Seite aber hat sich seit damals das Gefüge der Arbeitswelt nachhaltig verändert. Flexibilisierung und Deregulierung sind die Gebote, die sich immer mehr durchgesetzt haben – und die eine „innere Rücksichtslosigkeit" (*F. X. Kaufmann*) gegenüber der Familie beinhalten.

═ Hausarbeitsmigrantinnen oder: die neue Arbeitsteilung zwischen den Frauen

In den 70er Jahren, als die Frauenbewegung erstarkte, machte eine revolutionäre Forderung die Runde: Die sogenannte traditionelle Arbeitsteilung – der Mann der Ernährer, die Frau zuständig für Heim und Familie – wurde in Frage gestellt. Beide Geschlechter, so hieß es, sollten an beiden Bereichen teilhaben. Und das hieß im Klartext: Männer sollten die Arbeit im Privaten mit übernehmen. Sie sollten putzen, waschen, kochen und die Kinder wickeln.

Wie wir wissen, ist diese Forderung nur sehr partiell eingelöst worden. Viele Männer der jüngeren Generation haben, das zeigen einschlägige Studien, tatsächlich ein engeres Verhältnis zu ihren Kindern entwickelt. Sie spielen mehr mit ihnen, sie bringen sie morgens zum Kindergarten oder abends zu Bett. Aber dennoch: Es sind die Frauen, die immer noch den Hauptteil der Kinderversorgung und -erziehung übernehmen. Das gilt umso mehr für die allgemeinen Aufgaben im Haushalt. Da bleibt die Beteiligung der Männer weiter bescheiden.

▁ Die Familie als Kleinunternehmen

Weil aber die berufstätigen Frauen nicht alles allein leisten können, suchen sie Unterstützung anderswo: bei anderen Frauen. Die neue Arbeitsteilung im Privaten, die sich in den letzten Jahrzehnten immer mehr etabliert hat, sieht so aus: Die Frauen der Mittelschicht, gut ausgebildet und berufsmotiviert, delegieren einen Teil der Familienaufgaben an Hilfskräfte. Um den Alltag zu bewältigen, werden oft ganze Netzwerke von Unterstützerinnen eingesetzt (Tagesmutter, Au-pair-Mädchen, Babysitterin, dazu Schwester und Schwiegermutter als letzte Reserven).

Wer sich ein solches Arrangement leisten kann, hat es zweifellos leichter. Doch es erzeugt auch eigenen Aufwand. Die Frau wird zur Verantwortlichen in einem Kleinunternehmen. Sie muss die Stundenpläne, Arbeitszeiten, Ferienzeiten, die Daten der Dienstreisen, Schulfeiern, Kindergeburtstage notieren, mit der Verfügbarkeit der Hilfskräfte koordinieren, muss bei wechselndem Bedarf anpassen und für den Notfall Ersatzkräfte parat haben. Das alles erfordert beträchtliche Mengen an Nerven und Kraft, nicht zuletzt viel Organisationstalent und Planungsverhalten, sonst bricht das komplizierte Gebäude zusammen.

▁ Transnationale Betreuungsketten

Schaut man genauer hin, so kommen die Helferinnen heute immer seltener aus dem direkten Umfeld, sondern – jedenfalls in der städtischen

Mittelschicht – von weit her. Es sind Frauen aus der Zweiten und Dritten
Welt, die in der Ersten Welt Erwerbschancen suchen: Frauen aus Polen
oder Rumänien, aus Mexiko oder Sri Lanka, die in Italien, Großbritannien, Deutschland, in Hongkong oder Kalifornien Arbeiten im privaten
Haushalt verrichten. Hinter diesem Arrangement steht die sich ver-
größernde Kluft zwischen armen und reichen Nationen, die soziale
Ungleichheit im Zeitalter der Globalisierung. Und weil die westlichen
Nationen sich durch immer restriktivere Migrationsgesetze nach außen
abzuschotten versuchen, bewegen sich viele dieser Frauen in den Grau-
zonen zwischen Legalität und Illegalität. Entsprechend prekär und unsicher ist ihr Status, vielfach von Entdeckung und Ausweisung bedroht.
Wie dieses Muster in Deutschland ausschaut, hat die Soziologin *Maria S.
Rerrich* analysiert:

„Auf der einen Seite existiert ein struktureller Grundzuschnitt des
deutschen Wohlfahrtsstaats, der der Berufstätigkeit von Familienfrauen
nach wie vor den Status einer Ausnahme zuweist. Dieser patriarchale
Webfehler unserer Gesellschaft führt zu erheblichen Belastungen im
Alltag von Millionen berufstätiger Frauen. Diese werden, sofern sie es
sich irgendwie leisten können, notgedrungen jeweils individuelle Entlastung suchen. Auf der anderen Seite existiert eine staatliche Integra-
tionspolitik, die so aussieht, dass vielen Ausländerinnen nur eine Be-
schäftigung im informellen Sektor in privaten Haushalten verbleibt. Ce-
teris paribus kommen im Reproduktionsbereich also vermutlich Angebot
und Nachfrage zusammen, indem zwei strukturell bedingte Notlagen
unterschiedlicher Gruppen von Frauen aufeinandertreffen".

Dabei ist kennzeichnend für die Lebenssituation nicht weniger der
Arbeitsmigrantinnen, dass sie selbst Kinder haben, die sie in der Heimat
zurücklassen. Wie einschlägige Studien zeigen, sind es vielfach gerade
die Kinder, die den Anstoß zur Migration gaben: Die Frauen wollen Geld
verdienen, um den Kindern eine bessere Zukunft bieten zu können.
Dafür nehmen sie lange Zeiten der Trennung in Kauf und das Leben in
der Fremde mit seinen Belastungen. Wie aber werden die Kinder während der Monate oder Jahre der Trennung versorgt? Wiederum über neu
entstehende Formen der Arbeitsteilung zwischen den Frauen. In der
Regel setzen die Migrantinnen andere Frauen ein, die an ihrem Heimat-
ort leben (Großmütter, Schwägerinnen, Nachbarinnen). Indem sie diese
mit Geld und sonstigen Geschenken unterstützen, versuchen sie, Betreuungsdienste für die eigenen Kinder zu sichern. In der Folge entstehen
transnationale Formen der Mutterschaft und globale Betreuungsketten,
die sich über Länder und Kontinente spannen.

Angesichts der beschriebenen Bedingungen ist zu erwarten, dass sich
in Zukunft immer mehr Formen solcher privaten internationalen Vernetzung herausbilden werden. Wo die Grenzen zwischen Ost und West

fallen, wo arme und reiche Nationen näher zusammenrücken (und selbst eine restriktive Abschottungspolitik wird dies auf Dauer kaum ändern), da werden die Wohlstandsländer des Westens starke Anziehungskraft haben. Solange in diesen Ländern gleichzeitig die öffentliche Infrastruktur fehlt, die den einheimischen Frauen eine gleichberechtigte Berufsteilhabe erlaubt, solange werden diese Frauen gezwungenermaßen nach privaten Nischen, Notlösungen, Überlebensstrategien suchen. In dieser Konstellation, angesichts einer „unfertigen sozialen Revolution" im Bereich der Geschlechterverhältnisse (*Arlie Russell Hochschild*), werden Frauen aus anderen, ärmeren Ländern zunehmend zu einer wichtigen „Berufsressource" für Frauen in den Wohlstandsregionen der Welt.

Fazit

Man kann die Geschichte der letzten 30 Jahre in leuchtenden Farben schildern: Dank Pille wurden die Frauen von der Last ungewollter Schwangerschaften befreit. Dank der politisch-institutionellen Veränderungen, die allmählich durchgesetzt wurden, ist die Verbindung von Kind und Erwerbstätigkeit um einiges leichter geworden. Dank der wachsenden Zahl von Arbeitsmigrantinnen können Frauen der Ersten Welt einen Teil der Aufgaben von Haushalt und Kindererziehung delegieren.

Man kann dieselbe Geschichte aber auch in düsteren Farben ausmalen. Demnach sind durch die Verheißung der leichten Verhütung immer mehr Frauen zu Klientinnen der höheren Medizintechnologie geworden. Die Arbeitswelt steht nun unter dem Diktat von Flexibilisierung und Deregulierung und ist im Ergebnis noch stärker kinderfeindlich geworden. Im privaten Haushalt verlangt der Einsatz diverser Helferinnen immer mehr Organisationsaufwand und Planungsverhalten; und er erzeugt neue Formen der sozialen Ungleichheit zwischen den Frauen, das Wohlstandsgefälle zwischen armen und reichen Nationen reicht bis in die Küchen und Kinderzimmer hinein.

Welche dieser Darstellungen ist richtig? Beide enthalten je einen Ausschnitt der Wahrheit. Aber ob man nun die eine Variante wählt oder die andere, so viel zumindest ist als Befund offensichtlich geworden: Frauen, die sich für Kinder entscheiden und die gleichzeitig berufstätig sein wollen, sind Pionierinnen – vor 30 Jahren und ebenso heute. Sie agieren, damals wie heute, auf einem Terrain ohne klare Wegweiser und vorgezeichnete Routen. Andauernd müssen sie experimentieren und improvisieren. Wo bis um die Mitte des 20. Jahrhunderts vielfach „Normalbiographie" war – die traditionelle Frauenrolle mit ihren Zwängen, aber auch Sicherheiten –, wird zur Gegenwart hin immer mehr die „Bastelbiographie" vorherrschend, mit neuen Chancen, aber auch neuen

Risiken, Abhängigkeiten, Entscheidungskonflikten. Unter diesen Bedingungen bedeutet Kinderhaben ein Wagnis – in den 70er Jahren und ebenso heute.

═ Literatur

Beck U (2005) Was zur Wahl steht. Suhrkamp, Frankfurt, S 30 ff und 51 ff

Beck-Gernsheim E (1991) Technik, Markt und Moral. Über Reproduktionsmedizin und Gentechnologie. Fischer, Frankfurt

Beck-Gernsheim E (1995) Welche Gesundheit wollen wir? Dilemmata des medizintechnischen Fortschritts. Fischer, Frankfurt

Ehrenreich B, Russell Hochschild A (Hrsg) (2003) Global woman. Nannies, maids and sex workers in the new economy. Granta Books, London

Franks S (1999) Having none of it. Women, men and the future of work. Granta Publications, London

Hondagneu-Sotelo P (2001) Doméstica. Immigrant workers cleaning and caring in the shadows of affluence. University of California Press, Berkeley

Hondagneu-Sotelo P, Avila E (1997) "I'm here, but I'm there": the meanings of latina transnational motherhood. Gender and Society 11: 548–571

Katz Rothman B (1989) Schwangerschaft auf Abruf. Metropolis, Marburg

Kröhnert S, van Olst N, Klingholz R (2004) Emanzipation oder Kindergeld? Wie sich die unterschiedlichen Kinderzahlen in den Ländern Europas erklären. Arbeitspapier. Berlin-Institut für Bevölkerung und Entwicklung, Berlin

Rerrich MS (1993) Auf dem Weg zu einer neuen internationalen Arbeitsteilung der Frauen in Europa? Beharrungs- und Veränderungstendenzen in der Verteilung von Reproduktionsarbeit. In: Lebensverhältnisse und soziale Konflikte im neuen Europa. Verhandlungen des 26. Deutschen Soziologentages in Düsseldorf 1992. Campus, Frankfurt, S 93–102; dort S 100

Rerrich MS (1994) Zusammenfügen, was auseinanderstrebt: Zur familialen Lebensführung von Berufstätigen. In: Beck U, Beck-Gernsheim E (Hrsg) Riskante Freiheiten. Individualisierung in modernen Gesellschaften. Suhrkamp, Frankfurt, S 201–218

Rerrich MS (2006) Die Perlenkette. Beobachtungen zu einer unsichtbaren Frauenbewegung. Hamburger Edition, Hamburg

Russell Hochschild A (2000) Global care chains and emotional surplus value. In: Hutton W, Giddens A (Hrsg) On the edge. Living with global capitalism. Jonathan Cape, London, S 130–146

ANITA RIECHER-RÖSSLER

Was ist postpartale Depression?

Einleitung

Als „postpartale Depressionen" werden im allgemeinen alle schwereren, längerdauernden und behandlungsbedürftigen depressiven Erkrankungen bezeichnet, die im ersten Jahr nach der Entbindung auftreten oder bestehen.

Entgegen früherer Annahmen geht man heute davon aus, dass es sich bei diesen Störungen um keine spezifische Krankheitsentität mit spezifischer Ätiologie handelt. Auch scheinen depressive Erkrankungen in der Postpartalzeit nicht deutlich häufiger vorzukommen als bei gleichaltrigen Frauen ohne Geburt. Trotzdem wird der Begriff aufrechterhalten, da depressive Störungen in der Postpartalzeit besondere diagnostische und therapeutische Anforderungen stellen.

Symptomatik

Das klinische Bild der postpartalen Depression unterscheidet sich nicht prinzipiell von dem anderer Depressionen. Allerdings sind immer wieder gewisse Besonderheiten aufgefallen, etwa die ausgeprägte emotionale Labilität. Auch beziehen sich die Inhalte des depressiven Grübelns, der Schuldgefühle etc. häufig auf das Kind und die Mutterschaft. Ca. 20 bis 40 Prozent der Mütter leiden unter Zwangsgedanken, etwa das Kind zu schädigen. Viele Mütter klagen über ein Gefühl der Gefühllosigkeit ihrem eigenen Neugeborenen gegenüber, was sie besonders erschreckt und beschämt.

Differentialdiagnose

Die postpartale Depression ist abzugrenzen gegen die sogenannte postpartale Dysphorie/den Blues einerseits, gegen die postpartale Psychose andererseits.

Δ Depressive Verstimmung
Δ Antriebsmangel, Energielosigkeit
Δ Freudlosigkeit, Interessenverlust
Δ Müdigkeit
Δ Schlaf- und Appetitstörungen
Δ Konzentrationsstörungen
Δ Ängste, Sorgen
Δ Zwangsgedanken (dem Kind schaden, etc.)
Δ Schuldgefühle
Δ Gefühl der Gefühllosigkeit (DD bonding-disorder)
Δ Suizidgedanken und zum Teil -handlungen
Δ Emotionale Labilität

Abb. 1. Symptome der postpartalen Depression

══ Häufigkeit

Die Angaben zur Häufigkeit der postpartalen Depression schwanken
zwischen 6 und 22 Prozent – je nach diagnostischen Kriterien und Beobachtungszeitraum. In einer sehr sorgfältigen Metaanalyse fanden *O'Hara*
und *Swain* 1996 auf der Basis von 59 methodisch zuverlässigen Studien
eine mittlere Prävalenzrate von 13 Prozent.

Dabei ist die Rate schwerer, *krankheitswertiger* Depressionen bei
Frauen in der Postpartalzeit im Vergleich zu gleichaltrigen Frauen ohne
Geburt wahrscheinlich nicht erhöht. Frauen im gebärfähigen Alter ha-
ben ohnehin eine vergleichsweise hohe Depressionsrate. Zwar wird in
den ersten Monaten postpartal eine Verschlechterung im psychischen
Befinden der Mütter beobachtet. Dies wird aber nicht als Depression von
Krankheitswert interpretiert, sondern eher als leichtere Verstimmung,
etwa im Zusammenhang mit den körperlichen Veränderungen und Be-

	Charakteristika	Häufigkeit
Postpartaler Blues	Depressive Verstimmung	25–40%
	Stimmungslabilität	(–80%)
	Erste Woche postpartal	
Postpartale Depression	Depressive Erkrankung	10–15%
	Erste Monate (–1 Jahr) postpartal	
Postpartale Psychose	Depressives, manisches, schizo-	0,1–0,2%
	affektives, schizophrenes oder	
	atypisches Bild	
	Erste Monate postpartal	

Abb. 2. Psychische Störungen und Erkrankungen in der Postpartalzeit

schwerden, mit der Einschränkung der sexuellen Genussfähigkeit oder Verschlechterung der Partnerbeziehung nach der Entbindung. Die Rate *krankheitswertiger* Depressionen scheint allenfalls in den ersten drei Monaten nach der Entbindung leicht erhöht zu sein, dann gleicht sich das Erkrankungsrisiko wieder an das von gleichaltrigen Frauen *ohne* Entbindung an.

══ Ätiologie und Pathogenese

> Was die Pathogenese der postpartalen Erkrankungen betrifft, so ist inzwischen nahezu unbestritten, dass es sich um prinzipiell dieselben Erkrankungen handelt, wie sie auch unabhängig von einer Entbindung auftreten können.

Spezifische Risikofaktoren, die zum Zeitpunkt der Geburt als Auslöser fungieren würden, konnten bisher nicht identifiziert werden. Die betroffenen Frauen sind offensichtlich weder bezüglich hormoneller (z.B. Östrogen- und Progesteronspiegel) oder geburtshilflicher (z.B. Zahl der Geburten, Geburtskomplikationen, Dauer des stationären Aufenthaltes) noch bezüglich der allermeisten psychosozialen Faktoren auffällig anders als die Frauen, die nach der Entbindung gesund bleiben. So zeigen weder das Alter der Wöchnerinnen, noch ihr Familienstand, ihr Ausbildungs- oder ihr sozioökonomischer Status einen *konsistenten* Einfluss auf das Erkrankungsrisiko, d.h. die Studien sind diesbezüglich widersprüchlich.

Einigermassen einheitlich konnte lediglich gezeigt werden, dass Mütter mit postpartaler Depression oft nicht genügend soziale Unterstützung erhalten und häufig unter einer schlechten Partnerbeziehung leiden. Wahrscheinlich kann also mangelnde soziale Unterstützung, insbesondere durch den Partner, zur Entwicklung oder Aufrechterhaltung einer postpartalen Depression beitragen. Auch ist die postpartale Depression offensichtlich häufig mit folgenden Faktoren assoziiert: depressive Erkrankungen in der Vorgeschichte, Depression und Angst während der Schwangerschaft, Baby-Blues, „Stress" mit der Versorgung des Kindes, allgemeiner Stress.

Allerdings wird in den meisten Studien nicht für alle Faktoren eindeutig aufgezeigt, inwieweit es sich um wirklich vorbestehende Risikofaktoren handelt und inwieweit die Probleme zum Teil nicht auch schon *Folge* der beginnenden Depression sind.

Derjenige Risikofaktor schließlich, der am konsistentesten gefunden wurde, ist eine vorbestehende Prädisposition. So hat etwa ein Drittel aller Frauen mit postpartaler Depression schon *vor* der Schwangerschaft min-

destens einmal an einer psychiatrischen Erkrankung gelitten. 70 Prozent der Frauen haben mindestens einen Familienangehörigen ersten Grades mit einer psychischen Erkrankung.

Wenn eine solche Prädisposition besteht, muss also offensichtlich gar kein schwerwiegender weiterer Risiko- oder Auslösefaktor – ausser der Geburt selbst – hinzukommen, um die Erkrankung auszulösen. Offenbar stellen schon eine ganz *normale* Entbindung und die Postpartalzeit mit ihren *ganz normalen, unspezifischen* Belastungen starke „Stressoren" dar, die bei vulnerablen, prädisponierten Frauen zur Auslösung der Erkrankung führen können.

Unklar ist, ob unter diesen unspezifischen Belastungen/Auslösern vor allem die ganz normalen *biologischen und hormonellen* Umstellungen nach der Entbindung eine Rolle spielen oder vor allem die ganz normalen *psychischen* Belastungen, die das Mutterwerden mit sich bringt.

Viele Ergebnisse der Grundlagenforschung sprechen dafür, dass hier dem postpartalen Östrogenabfall eine Rolle zukommt. So weiß man, dass der Östrogenspiegel während der Schwangerschaft auf das etwa 200-Fache der Norm erhöht ist, um dann nach der Entbindung innerhalb von wenigen Tagen wieder auf den Normalwert abzufallen. Bei stillenden Frauen bleiben die Östrogenwerte niedrig. Gleichzeitig weiß man, dass Östrogene die verschiedensten Hirnfunktionen modulieren und wahrscheinlich einen stimmungsstabilisierenden und antipsychotischen Effekt haben. Insbesondere beim postpartalen Blues und bei der postpartalen Psychose, die beide ein exzessiv hohes Risiko unmittelbar postpartal zeigen, dürfte der Östrogenabfall als (Mit-)Auslöser also eine Rolle spielen.

Andererseits gibt es aber wohl auch auf *psychischer* Seite kaum ein so aufwühlendes Ereignis für eine Frau wie eine Geburt. Das emotionale Erlebnis der Geburt und des Mutterwerdens und die damit verbundene Umstellung auf eine neue Lebenssituation gehören sicherlich für jede Frau zu den tiefgreifendsten Erlebnissen.

> Insgesamt ist anzunehmen, dass – wie so häufig in der Psychiatrie – sowohl biologische als auch psychische und soziale Faktoren eine Rolle bei der Auslösung dieser Störungen spielen können, wenn eine bestimmte Prädisposition vorhanden ist. Entsprechend sollten sowohl medikamentöse als auch psychotherapeutische und sozialtherapeutische Behandlungsmethoden zum Einsatz kommen.

Diagnostik

Leider werden depressive Erkrankungen in der Postpartalzeit häufig erst spät erkannt und behandelt. Oft wird die Symptomatik von der Mutter

aufgrund von Scham- und Schuldgefühlen verschwiegen, zum Teil auch aus der Angst heraus, sie werde als „psychisch krank" abgestempelt, stationär eingewiesen und von ihrem Kind getrennt.

Auch ist die Diagnose oft erschwert durch die Tatsache, dass die Symptomatik einer beginnenden Depression leicht mit einer geburts- und stillzeitbedingten Erschöpfung verwechselt werden kann.

Verlauf und Folgen

Die postpartale Depression hält meist viele Monate an, nicht selten mehr als ein Jahr. Die potentiellen Folgen sind besonders schwer. So wird die frühe Mutter-Kind-Beziehung durch den depressiven Rückzug und das Unvermögen der Mutter, sich dem Kind zuzuwenden, oft nachhaltig gestört. Die Mutter selbst verarbeitet dies oft mit Schuldgefühlen, wodurch sich die Depression verstärken und ein fataler Teufelskreis in Gang kommen kann. Die Kinder entwickeln häufig nicht nur emotionale und Verhaltensauffälligkeiten, sondern auch Entwicklungsverzögerungen im kognitiven Bereich, die zum Teil noch bis ins Schulalter nachweisbar sind.

Auch ist die Gefahr des Suizids und des erweiterten Suizids oder des Infantizids (bei ca. 1:50.000 Geburten) – vor allem im Rahmen einer psychotischen Depression – zu bedenken.

Prophylaxe und Früherkennung

Frauen, die schon einmal psychisch erkrankt waren, haben postpartal ein hohes **Wiedererkrankungsrisiko.** Ohne Prophylaxe liegt es bei **30 bis 60 Prozent.** Eine engmaschige psychiatrische Betreuung und in schweren Fällen auch eine prophylaktische antidepressive Medikation unmittelbar nach der Entbindung sind hier dringend zu empfehlen. Auf die Sicherstellung des Nachtschlafs ist zu achten.

Die Früherkennung einer beginnenden Depression kann erleichtert werden durch ein Screening mit der „Edinburgh Postnatal Depression

---

Störung der Mutter-Kind-Beziehung

Entwicklungsstörung des Kindes (emotional, kognitiv, Verhalten)

Schuldgefühle der Mutter → Verstärkung der Depression

Scham → Mangelnde Hilfesuche

Partnerschaftskonflikt

Kindsmisshandlung

Suizid, Infantizid (erweiterter Suizid)

Abb. 3. Gefahren der postpartalen Depression

Scale" (EPDS), ein Selbstbeurteilungs-Instrument, das leicht in der Routine anwendbar ist.

═══ Therapie

Die Behandlung der postpartalen Depression ist prinzipiell dieselbe wie diejenige depressiver Erkrankungen in anderen Lebensabschnitten, wobei aber auf die spezifischen Erfordernisse der Postpartalzeit und des Kindes besonderer Wert zu legen ist.

Von größter Bedeutung ist zunächst eine *Aufklärung* über die Erkrankung, auch zur Entlastung von Schuldgefühlen.

In einer supportiven Psychotherapie sollten Bewältigungsstrategien zum Umgang mit der Krankheit und mit der (neuen) Mutterrolle besprochen werden. Die Bedeutung von Ruhe und Erholung für die Mutter ist zu betonen, auch dem Partner gegenüber. Die Familie sollte über verschiedene Hilfsangebote zur Entlastung der Mutter beraten werden. Oft ist es notwendig, Hilfen direkt zu organisieren und Hebamme, Gemeindepflegerin, Sozialarbeiter(in) und verschiedene andere Betreuungsdienste einzubinden.

Im weiteren Verlauf wird oft eine Psychotherapie im engeren Sinne notwendig. Die IPT (Interpersonelle Psychotherapie), die dem Rollenwechsel der Frau und den in diesem Zusammenhang entstehenden Problemen hohe Rechnung trägt, scheint besonders geeignet. Auch in einer tiefenpsychologisch fundierten Psychotherapie können die vielfältigen Konflikte, die oft durch das Mutterwerden aktualisiert werden, bearbeitet werden.

Wir selbst erzielten positive Ergebnisse mit einer von uns entwickelten „Gruppentherapie für Mütter mit depressiven Störungen". Sie basiert vor allem auf Methoden der kognitiven Verhaltenstherapie. Themen sind neben Stressbewältigung und Entspannung auch „Aufbau positiver Aktivitäten", „Hilfesuchen", „Beziehung zum Kind", „Paarbeziehung" und „Elternrolle".

Δ Aufklärung
Δ Entlastung von Schuldgefühlen
Δ Beratung über praktische Hilfen u. Bewältigungsstrategien
Δ Förderung eines entspannten Mutter-Kind-Kontakts
Δ Psychotherapie
Δ Antidepressiva (Abstillen?)
Δ Oestrogensubstitution?
Δ Stationäre Aufnahme? (Mutter-Kind-Abteilung?)
Prophylaxe bei Risikopatientinnen!

Abb. 4. Therapie der postpartalen Depression

Von Anfang an sollte auf die Etablierung einer guten *Mutter-Kind-Beziehung* geachtet werden, etwa durch Förderung entspannter Mutter-Kind-Kontakte, durch zeitweise Entlastung von der Säuglingspflege, durch praktische Anleitung und Hilfe. Auch Mutter-Kind-Spieltherapie oder Babymassage können die Mutter-Kind-Beziehung signifikant verbessern.

Eine anhaltende Trennung von Mutter und Kind sollte möglichst vermieden werden.

Eine zusätzliche *medikamentöse* Behandlung mit Antidepressiva ist meist zu empfehlen, insbesondere wenn es sich um eine schwere Depression handelt. In diesem Falle sollte mit der Mutter die Frage des Abstillens erörtert werden, da alle Psychopharmaka in die Muttermilch übertreten. Die Serumspiegel beim gestillten Säugling sind zwar häufig sehr niedrig, aber mögliche unerwünschte Effekte auch niedriger Serumspiegel – etwa im Hinblick auf eine theoretisch denkbare Entwicklungsstörung des Nervensystems – sind nicht sicher auszuschliessen. Methodisch zuverlässige *Langzeit*studien zu diesem Thema fehlen leider.

Im Einzelfall sollte eine sehr gute Aufklärung der Mutter erfolgen. Vor- und Nachteile sollten mit ihr diskutiert und gegeneinander abgewogen werden. Wenn eine Mutter zu stillen wünscht, so sind Pharmaka vorzuziehen, die einen geringen Serumspiegel beim Säugling erreichen und bei denen ausreichend Erfahrung vorliegt. Meist werden SSRI wie Paroxetin oder Sertralin, wenn ein Trizyklikum notwendig wird, Nortrilen empfohlen. Fluoxetin ist wegen der Kumulationsneigung weniger geeignet, Doxepin kann beim Säugling zu Atemdepression führen.

Der Säugling ist im Hinblick auf Nebenwirkungen – vor allem bezüglich der auch bei Erwachsenen bekannten Nebenwirkungen – gezielt und engmaschig zu überwachen.

Gerade bei *schweren* Depressionen sollte nach allgemeiner derzeitiger Lehrmeinung wegen des Stillens aber auf keinen Fall auf Psychopharmaka verzichtet werden, da die Folgen der Depression für Mutter und Kind i.A. als sehr viel schwerwiegender betrachtet werden als die potentiellen Folgen von Psychopharmaka.

Erste Forschungsarbeiten weisen auf einen therapeutischen Nutzen von Östrogengaben hin, insbesondere wenn der Östrogenspiegel anhaltend erniedrigt ist. Bevor hier eine breite klinische Anwendung empfohlen werden kann, sind jedoch weitere, gut kontrollierte Studien abzuwarten. Eine Schilddrüsenunterfunktion ist auszuschliessen. Auch nicht-pharmakologische Behandlungsmethoden sollten – gerade wenn Frauen weiterstillen wollen – stärkere Beachtung finden. So gibt es erste diesbezügliche Studien zur Lichttherapie.

═ Versorgungsangebote

Bei schwereren Formen der Depression und insbesondere wenn das Risiko eines Suizids besteht, ist eine stationäre Aufnahme meist unumgänglich. Die Trennung vom Kind wird von der Mutter allerdings oft nur schwer verkraftet, erzeugt zusätzliche Schuldgefühle und erschwert den Aufbau einer guten Mutter-Kind-Beziehung noch zusätzlich. Aus diesem Grund gibt es inzwischen an einigen psychiatrischen Krankenhäusern spezielle Mutter-Kind-Abteilungen, in denen das Kind zusammen mit der Mutter aufgenommen werden kann.

Wichtig ist dabei ein spezielles Behandlungskonzept wie unser Basler Modell. Neben Psycho-, Physio- und Pharmakotherapie besteht hier das Angebot für die Mutter, sie soweit von der Kinderbetreuung zu entlasten, wie sie dies benötigt, um in entspannten Situationen eine gute Beziehung zu ihrem Kind aufbauen bzw. pflegen zu können.

Eingebettet sein sollte eine solche stationäre und teilstationäre Therapie in ein breitgefächertes *ambulantes* und gemeindenahes Angebot. Eine enge interdisziplinäre Zusammenarbeit mit Kinderpsychiater, Hebamme, Pädiater, Gynäkologe, Hausarzt etc. ist dabei unbedingt anzustreben.

═ Zusammenfassung und Schlussfolgerungen

Auch wenn es sich bei der postpartalen Depression um keine spezifische Krankheitsentität handelt, so sind doch die diagnostischen und therapeutischen Anforderungen, die eine Depression in der frühen Mutterschaft an uns stellt, sehr spezifisch.

So bleiben depressive Erkrankungen in der Postpartalzeit häufig unerkannt und unbehandelt. Ursächlich hierfür sind das Stigma, das Mütter

---

Stationäre Aufnahme der Mütter mit ihren Säuglingen

Therapieangebote

Δ Visite

Δ Einzelgespräche, Gruppentherapie

Δ Pharmakologische Behandlung

Δ Mutter-Kind-Therapie/Spieltherapie

Δ Anleitung in Babypflege

Δ Ggfs. Anleitung zur Babymassage

Δ Nach Bedarf Physiotherapie, Entspannungstraining (PMR), Selbstsicherheitstraining

Δ Paargespräche und Beratung des Vaters

Δ Aufklärung und Beratung anderer Angehöriger

Abb. 5. Stationäre Therapie bei postpartalen Erkrankungen an der Psychiatrischen Universitätspoliklinik des Kantonsspitals Basel

> Δ Spezialsprechstunde
> Δ Einzelpsychotherapie
> Δ Ambulante Gruppe für Mütter
> Δ Stationäre Behandlung von Müttern mit Säuglingen
> Δ Paarberatung/-therapie
> Δ Familienberatung/-therapie
> Δ Sozialarbeiterische Hilfen
> Δ Häusliche Betreuung durch Psychiatriekrankenschwester

Abb. 6. Mutter-Kind-Behandlungszentrum in der Psychiatrischen Universitäts-poliklinik Basel

befürchten, ihre Scham- und Schuldgefühle, aber auch die diagnostische Schwierigkeiten aufgrund der Überlappung mit Symptomen allgemeiner Erschöpfung und vieles mehr. Die Behandlung wird zudem häufig verzögert durch einen Mangel an spezialisierten Angeboten im ambulanten wie im stationären und teilstationären Bereich. Hier besteht ein deutlicher Handlungsbedarf, da Depressionen in der Postpartalzeit besonders schwerwiegende Folgen haben können, nicht nur für die Mütter, sondern auch für die Kinder und die ganze Familie.

═══ Literatur

Riecher-Rössler A, Hofecker Fallahpour M (2003) Die Depression in der Postpartalzeit: eine diagnostische und therapeutische Herausforderung. Schweiz Arch Neurol Psychiat 154: 106–115

Riecher-Rössler A (2005) Die Mutter mit postpartaler psychischer Erkrankung – Blues, Depression, Psychose. In: Riecher-Rössler A, Bitzer J (Hrsg) Frauengesundheit. Ein Leitfaden für die ärztliche und psychotherapeutische Praxis. Urban & Fischer, München, S 375–387

Riecher-Rössler A, Rohde A, Steiner M (2006) Diagnostic classification of perinatal mood disorders. In: Riecher-Rössler A, Steiner M (Hrsg) Perinatal stress, mood and anxiety disorders – from bench to bedside. Karger, Basel (im Druck)

O'Hara MW, Swain AM (1996) Rates and risk of postpartum depression – a meta-analysis. Int Rev Psychiatry 8: 37–54

Bergant AM, Nguyen T, Heim K, Ulmer H, Dapunt O (1998) Deutschsprachige Fassung und Validierung der „Edinburgh Postnatal Depression Scale". Deutsche Medizinische Wochenschrift 123: 35–40

Hofecker Fallapour M, Zinkernagel Burri C, Stöckli B, Wüsten G, Stieglitz RD, Riecher-Rössler A (2003) Gruppentherapie bei Depression in der frühen Mutterschaft – erste Ergebnisse einer Pilotstudie. Nervenarzt 74: 767–774

Burt VK, Suri R, Altshuler L, Stowe Z, Hendrick VC, Muntean E (2001) The use of psychotropic medications during breast-feeding. Am J Psychiatry 158: 1001–1009

Kapfhammer HP, Meller I (2005) Psychopharmakotherapie für Frauen. In: Riecher-Rössler A, Bitzer J (Hrsg) Frauengesundheit. Ein Leitfaden für die ärztliche und psychotherapeutische Praxis. Urban & Fischer, München, S 122–129

BEATE WIMMER-PUCHINGER

Prävention von postpartalen Depressionen – Ein Pilotprojekt des Wiener Programms für Frauengesundheit

Ausgangsüberlegungen

Kinderwunsch – Schwangerschaft – Elternschaft

Ein Kind zu erwarten, zu gebären und seine Entwicklung zu erleben, zählt ohne Zweifel zu den beglückenden Seiten des Lebens. Dennoch erfordern Schwangerschaft und Geburt sowie die erste Zeit mit dem Neugeborenen eine große körperliche, seelische und soziale Umstellung und eine hohe Verantwortung und Herausforderung für die Frau. Vor allem die Verantwortung für Neugeborene sowie kleine Kinder liegt noch immer eher auf Seiten der Mütter als auf Seiten der Väter.

Für die Mehrheit der Frauen ist die Umstellung und Anpassung an die Veränderung überwiegend beglückend zu bewältigen. Für jene Frauen jedoch, die unter schlechten sozialen Vorrausetzung „guter Hoffnung" sind, eine negative, schwere Kindheit erlebt haben oder vor der Schwangerschaft seelische Krisen durchmachen mussten, ist die Anpassung an die Schwangerschaft und die Geburt eine soziale und seelische Herausforderung, der sich manche Schwangeren und Mütter nicht ohne Unterstützung gewachsen fühlen und die zu Krisen führen kann (*Wimmer-Puchinger*, 1992; *Ringler*, 1995, 1996, 2001).

Die moderne Geburtshilfe kann geburtshilfliche prä- und postnatale Komplikationen auf ein Minimum reduzieren. Den psychosozialen Problemen oder sozialen Bedingungen der werdenden Mütter/werdenden Eltern wird, entsprechend den geringen Zeitressourcen, vergleichsweise wenig Beachtung geschenkt.

Bereits seit den 60er Jahren wiesen multizentrische internationale epidemiologische Studien auf den sprunghaften Anstieg von Depressionen und psychiatrischen Erkrankungen von jungen Müttern in den

ersten Monaten nach der Geburt hin. Seither stellen Studien zu postpartalen Depressionen wichtige Forschungsinitiativen dar und führen zu Maßnahmen der Früherkennung, Hilfe und Behandlung. Die postpartale Depression gilt heute als die häufigste psychiatrische Erkrankung nach der Geburt. Wissenschaftliche Erkenntnisse weisen aber auf den wachsenden Anstieg von psychischen Krisen bereits in der Schwangerschaft hin (*Brockington*, 2004; *Herz*, 1997; *Klier* et al., 2001; *O'Hara*, 1996; *Marcus* et al., 2003, *Spinelli*, 1997; *Riecher-Rössler*, 2001).

___ Schwangerschaft als normative Krise

Die Erfahrung, schwanger zu sein, ist für viele Frauen von gemischten, ambivalenten Gefühlen geprägt. Auf der bewussten Ebene sind folgende Momente anzuführen:

- Keine Vorbereitung auf Elternschaft
- Keine Erfahrung im Umgang mit Kindern
- Kultureller Druck, Eltern zu werden
- Grundlegender, irreversibler Rollenwechsel
- Richtlinien für die Rolle der Mutter sind normativ überhöht, idealisiert und für Frauen schwer einlösbar

Eine Studie des Ludwig Boltzmann-Instituts für Frauengesundheitsforschung 2001 ergab bei einer Befragung von 332 schwangeren Frauen am Beginn ihrer Schwangerschaft folgende Gefühlszuordnungen (Tabelle 1).

Entsprechend dieser Studie korrelierten die deutlich im negativen Bereich liegenden Gefühle und schlechten sozialen Voraussetzungen für ein Kind (keine Partnerschaft, geringes Einkommen, Ausbildung etc.) mit einer Entscheidung zum Schwangerschaftsabbruch positiv (*Wimmer-Puchinger* und *Baldaszti*, 2001).

Als Krisenmomente lassen sich folgende Aspekte anführen:

- Ungewollte, abgelehnte Schwangerschaft
- Depressionen während der Schwangerschaft und/oder postpartal
- „Unglückliche" Schwangerschaften
- Schwangerschaftsverlusterlebnisse
- Suchterkrankungen
- Tod des Partners oder eines nahen Angehörigen
- Partnerprobleme
- Finanzielle Sorgen

Es ist das Verdienst von langfristigen, empirisch wissenschaftlichen Arbeiten von *Gloger-Tippelt* (1988), das Erleben von Schwangerschaft und Mutterschaft als emotionalen Erfahrungsprozess zu verdeutlichen, den sie in mehrere Übergangs-Abschnitte gliedert.

Tabelle 1. Gefühlszuordnungen am Beginn der Schwangerschaft
(Mehrfachnennungen)

	GEB n = 332 von 400 (83 Prozent)	
	n	%
Freude, Glück, Stolz, Erfüllung eines Wunsches	248	75
Schock, Panik, Entsetzen, Verzweiflung, Hilflosigkeit	18	5
Ängste	58	1
– Angst vor Zukunft, Verantwortung, Veränderung	18	5
– Angst vor Fehlgeburt, Krankheit des Kindes	22	7
Weinen, Weinkrämpfe	3	1
Ambivalenz, Unsicherheit, Ratlosigkeit, Verwirrung, Zweifel, Nachdenklichkeit, positive und negative Gefühle gleichzeitig	41	12
Überraschung, Erstaunen, Nicht-glauben-Können	31	9
Gedanken an eigene soziale Situation, Finanzen, Arbeitsplatz, Partnerschaft, Eltern, Sorgen um bereits vorhandene Kinder, zu alt, zu jung, falscher Zeitpunkt ...	25	8
Gelassenheit, keine Gefühle	1	<1

Phasen des Übergangs zur Elternschaft nach *Gloger-Tippelt* (1988):

– Verunsicherungsphase bis ca. 12. SSW
– Anpassungsphase ca. 12. bis 20. SSW
– Konkretisierungsphase 20. bis 32. SSW
– Antizipation und Vorbereitung ca. 32. bis 40. SSW
– Geburt
– Erschöpfung und Überwältigung 4 bis 8 Wochen nach der Geburt
– Herausforderung und Umstellung 2. bis 6. Lebensmonat des Kindes
– Gewöhnungsphase 2. Hälfte des ersten Lebensjahres

Bedenkt man, dass das Eintreten einer Schwangerschaft eine grund-
legende Neuorientierung der weiblichen Identität, der bisherigen „Ich-
Erfahrung" für die Frau von einer Identität als Frau zu einer Identität als
Frau und Mutter bedeutet, so ist nur zu verständlich, dass Schwangerschaft und Mutterschaft als zentrales Life-Event betrachtet werden müssen. Eine Perspektive, die sich der medizinischen geburtshilflichen Betreuung in der geburtshilflichen Sprechstunde nur zu oft als relevant
entzieht. Laut einer Studie des Ludwig Boltzmann-Instituts für Frauengesundheitsforschung (1992) gaben daher 75 Prozent von 728 befragten
schwangeren Frauen an, dass ihre aktuelle Lebenssituation (Verdienst,

Partnerschaft, Erleben der früheren Schwangerschaft, Leben mit bereits vorhandenen Kindern) kein Thema sein konnte. 11 Prozent gaben an, dass der Arzt/die Ärztin mit ihnen über ihre Lebenssituation gesprochen hat. 8 Prozent haben das Thema selbst aufgegriffen und 6 Prozent wollten das Thema nicht berühren.

Das subjektive Erleben der Schwangerschaft ist ein dynamischer, aus verschiedenen Facetten zusammengesetzter Prozess. Wir wollen der Frage nachgehen, welche Momente das Erleben beeinflussen können.

Auf der unbewussten psychischen Ebene sind anzuführen:

Eigene Biografie

Wie war das Erleben der Beziehung zu den Eltern in der Kindheit? War sie z.B. von Wärme, allgemeiner Akzeptanz, Fürsorge, Zärtlichkeit, Liebe, Förderung, Unterstützung geprägt oder dominierte eher Verunsicherung, Ablehnung, Unsicherheit, (Über)Forderung, Gewalt, oder mussten Verlusterlebnisse verkraftet werden, wie Tod der Mutter, Tod von Geschwistern, Tod des Vaters oder Trennungen, schwere Erkrankungen etc.

Idealkonzepte

Ist die Vorstellung von der eigenen Mutterschaft von überfordernden, überhöhten Idealbildern einer perfekten Mutterschaft geleitet? Will die werdende Mutter in den Wunschvorstellungen sich selbst oder der verinnerlichten Mutter Imago etwas beweisen oder den Angehörigen, dem Partner? Setzt sich die schwangere Frau bereits in ihrer Schwangerschaft in der Vorstellung unter Druck? Bei sehr engen symbiotischen Mutter-Tochter-Beziehungen sind Konflikte vorprogrammiert und können psychosomatische Beschwerden auslösen (*Ringler*, 1995, 1996, 2001; *Wimmer-Puchinger*, 1992; *Langer*, 1990; *Springer-Kremser, Fischer, Schuster* 2005; *Springer-Kremser, Hofer, Leithner*, in Druck; *Springer-Kremser, Fischer-Kern, Leithner-Dziubas, Löffler-Stastka*, in Druck).

Befürchtungen – mangelnde Zuversicht

Das Erleben von Schwangerschaft ist unweigerlich gekoppelt mit Gefühlen und Phantasien über das Kind. Prominent und vielfach stimmungsleitend sind daher Ängste und Befürchtungen um die gesunde Entwicklung des Kindes. Tendiert eine schwangere Frau zu Pessimismus, geringem Selbstvertrauen sich und dem eigenen Körper gegenüber, so ist nachvollziehbar, dass sie ihrem Körper gegenüber, in dem das Baby wächst und ruht, skeptisch und unsichere Gefühle hat, d.h. sich nicht zutraut oder

daran glauben kann, dass alles gut gehen wird. Schwangerschaft ist trotz der immer perfekteren pränatalen Diagnostik nach wie vor eine Phase, deren Ausgang nicht mit hundertprozentiger Sicherheit garantiert ist. Der Umgang mit dieser Unsicherheit ist jedoch individuell je nach Persönlichkeit unterschiedlich. So konnte in einer prospektiven Längsschnittuntersuchung nachgewiesen werden, dass Frauen mit starken inneren Bedenken und Sorgen bezüglich des Ausgangs der Schwangerschaft ein geringes Selbstvertrauen hatten und signifikant mehr Komplikationen erlebten. Wie stark die psychische Dimension als self-fulfilling-prophecy wirksam wird, zum Beispiel welche neuroendokrinologischen Mechanismen diese Angst und Anspannung übersetzen, kann hier nicht beantwortet werden. Dass das Erleben der Schwangerschaft eine wichtige, für Frauen die wichtigste Komponente darstellt, ist evident.

Bewusste Einflussfaktoren

Das Erleben der Schwangerschaft, der innere Dialog mit dem Kind ist keine neutrale Projektionsfläche, sondern ist unterschiedlich, je nachdem, ob eine Tochter oder ein Sohn phantasiert wird. In dem jeweiligen vorgestellten Geschlecht des Kindes spiegeln sich bereits Eigenschaftszuschreibungen, die sich an den herkömmlichen Rollenstereotypien orientieren, wider. Kindesbewegungen werden entweder als wild, heftig, aggressiv attribuiert (bei der Vorstellung eines Sohnes), andere Phantasien und Bilder werden bei imaginierten Töchtern aktiviert (lieb, ruhig, sanft etc.). Das konkrete Wissen um das Geschlecht vor der Geburt gibt dem inneren Dialog eine noch konkretere Richtung.

Kommunikation und Schwangerschaftsverlauf

Ein weiterer Faktor, der das Erleben färbt, ist die Kommunikation mit dem betreuenden Arzt/der betreuenden Ärztin. So können Ängste in einer vertrauten Beziehung minimiert oder verstärkt werden. Die Qualität der Interaktion zwischen Arzt/Ärztin und Patientin hat einen großen Einfluss und ist wissenschaftlich evident. Wie verstanden fühlt sich die Frau von ihrem Umfeld? Schwangerschaft aktualisiert ferner eine spezielle Familiendynamik: Aus Eltern werden Großeltern, aus Partnern Väter, etc. Die Erwartungen und Zuschreibungen sowie die Kommunikation und die Beziehungsqualität werden deutlicher und sensibler erlebt, nun aber auch anders bewertet. Als positiv oder auch als enttäuschend, d.h. die bisherigen Familien- und Partnerbeziehungen stehen auf einem extremen Prüfstand. Wird die Beziehung halten? Wie wird sich der Partner zum „Vater" verändern? Dies gilt auch umgekehrt: Werdende Väter erleben die Partnerinnen als Mütter. Vieles an der eigenen gelebten

Mutter-Sohn-Beziehung wird nun aktualisiert. Die wichtigste Ebene, die das Erleben maßgeblich beeinflusst, ist jedoch die konkrete gesundheitliche Komponente des Schwangerschaftsverlaufes. Sind während der Schwangerschaft Komplikationen, Blutungen, Erkrankungen, vorzeitige Wehen aufgetreten oder lief alles nach Plan, ist der Status des Babys (Herztöne, Größe, Ultraschallergebnisse etc.) beruhigend oder gibt die regelmäßige Untersuchung Anlass zu Sorge oder Ängsten. Entsprechend sind auch die Emotionen hinsichtlich Vorstellungen von der Geburt: Wird ein Kaiserschnitt notwendig sein, eine Komplikation eintreten oder wird es eine ruhige komplikationsfreie Geburt geben? Werden die Schmerzen gut kompensierbar sein? Je nach Persönlichkeit, Ängstlichkeit, Zuversicht und Selbstvertrauen wird der näherrückende Geburtstermin verarbeitet. Dass konkret eingetretene Schwangerschaftskomplikationen und körperliche Krisen unweigerlich Auslöser für psychische Krisen sind, ist evident. So kann das Erleben von Ultraschalluntersuchungen je nach Befundung und Kommunikation mit dem Arzt/der Ärztin Beruhigung oder aber auch extreme Verunsicherung und Ängste auslösen. Ob plötzliche Veränderungen, die extrem verunsichern, für die Frauen verkraftbar sind oder Panikstimmungen auslösen, hängt nicht zuletzt wesentlich von der Schwangerenbetreuung (Arzt/Ärztin, Hebamme), sowie dem sozialen und familiären Umfeld ab. Es ist daher eine wesentliche Forderung, den Partner oder je nach Wunsch andere enge Vertraute in die Behandlung und Therapie einzubinden. Eine Forderung, die bis dato nicht zur Routine der Schwangerenbetreuung zählt. Ergibt zum Beispiel die Amniozynthese oder die Pränataldiagnostik fragliche oder eindeutige Hinweise, dass das Kind behindert sein könnte oder der Ausgang der Geburt noch ungewiss ist, so sollte das Gespräch mit den künftigen Eltern gemeinsam geführt werden, um die Verantwortung einer Entscheidung nicht nur der Frau allein zu überlassen. Frauen tendieren dazu, Schuldgefühle und Selbstvorwürfe zu entwickeln und über eventuelles Fehlverhalten, das eine phantasierte Ursache für die Komplikationen sein könnte, zu grübeln und sich somit zusätzlich stark zu belasten.

Resümierend kann also festgestellt werden: Das Erleben der Schwangerschaft ist von ambivalenten Gefühlen besonders am Beginn der Schwangerschaft gefärbt und wird daher in der internationalen Literatur als prominentes Life-Event, also als lebensveränderndes Ereignis betrachtet. Auch verunsichernde Gefühle sind besonders am Beginn, im ersten Trimenon, eher die Regel als die Ausnahme. Schwangerschaft wird daher in der Literatur als normative Krise betrachtet. Vorstellungen, Lebensplanung, Partnerschaft, Berufsrolle, die zukünftige berufliche Situation, die finanzielle Situation werden auf die Waage gelegt und reflektiert. Sorgen um die Gesundheit des Kin-

des, Sorgen um den Ausgang der Schwangerschaft sind ernst zu neh-
mende Gefühle.

Auswirkungen psychosozialer Belastungen in der Schwangerschaft und der Postpartalzeit

Konsequenzen für die Familiendynamik

Psychosoziale Belastungen der Frauen haben neben einem hohen Lei-
densdruck auch eine große sozialmedizinische Bedeutung. Die depressive Stimmung der Frauen wird vielfach vom Partner und dem familiären
Umfeld nicht erkannt und verstanden, weil die Antriebslosigkeit der
Frauen nicht als Depression verstanden wird und den sozialen Rollen-
erwartungen an das Idealbild einer immer glücklichen und einsatzberei-
ten junge Mutter nicht entspricht. Diese Nichtentsprechung belastet die
Beziehung der Schwangeren/jungen Mütter zu ihrem engsten Umfeld
und erschwert somit zusätzlich die Umstellung auf die Elternschaft.

Als Postpartale Depressionen werden im Allgemeinen schwere länger
andauernde und behandlungsbedürftige, depressive Erkrankungen im
ersten Jahr nach einer Geburt (Entbindung) bezeichnet. Sie sind gekennzeichnet durch mehr oder weniger ausgeprägte depressive Verstimmung. Folgende Symptome konstituieren die Postpartale Depression
(PPD):

- Antriebsmangel
- Erschöpfung
- Vielfältige Beschwerden ohne somatischen Befund
- Energielosigkeit
- Interessensverlust
- Müdigkeit
- Schlaf- und Appetitstörungen
- Konzentrationsstörungen
- Angstzustände, Sorgen und Schuldgefühle
- Zum Teil Suizidgedanken
- Auf das Baby bezogene Zwangsgedanken (*O'Hara*, 1996; *Beck*, 1996;
  Wilson, 1996; *Herz* et al., 1997)

Konsequenzen für die Mutter-Kind-Interaktion und für die Entwicklung des Kindes

Langzeitstudien haben gezeigt, dass die mütterliche Stimmungslage für
die Entwicklung der Mutter-Kind Interaktion nicht ohne Folgen bleibt.
Wie wird auf die Signale des Babys reagiert, wie kann sich der Dialog

beim Stillen und beim Körperkontakt mit dem Baby entfalten, wie sich Zwiesprache und Bonding entwickeln? Je nach Stabilität sowie körperlicher und seelischer Energie reicht das Spektrum von einer die Entwicklung förderlichen Interaktion bis, in extremen Bedingungen, zur Vernachlässigung der existentiellen Grundbedürfnisse des Kindes (Nahrung, Schlaf, Wickeln etc.). Dass die Qualität der frühen Eltern-Kind-Interaktion für die Gesamtentwicklung des Kindes kognitiv, motorisch und emotional die wichtigste Basis der kindlichen Entwicklung darstellt, ist mittlerweile allgemeiner Common Sense.

Bindungsprobleme mit dem Kind können kausal und/oder als Folge den circulus viciosus der Depressionen nach der Geburt schließen.

Langzeitstudien belegen die erhöhte psychische Anfälligkeit von Kindern depressiver Mütter (*Philips* et al., 1991; *Murray*, 1992). Postpartale Depressionen können zu Bindungsschwierigkeiten, Vernachlässigung des Säuglings und nicht akzidentiellen Unfällen, in extremen Fällen sogar zu Suizid und/oder Infantizid führen.

Bereits in den 80er Jahren wurden Untersuchungen über die Auswirkung von postpartalen Depressionen auf das Baby durchgeführt. Neuere Arbeiten der Interaktionsforschung belegen, dass sich mütterliche Depressionen negativ auf das Bonding-Verhalten auswirken. Ihre Hilflosigkeit, Rückzugverhalten, Reizbarkeit, Angst und Schuldgefühle, verminderte Konzentration, Antriebslosigkeit etc. wirken sich negativ auf die emotionale Beziehung zum Säugling aus. So weist die Sprache depressiver Mütter mehr negative Affekte auf und ist weniger auf das Kind fokussiert (*Murray* et al. 1993; *Campbell*, 1991). Auch konnten die Frauen kindliche Bedürfnisse weniger gut erkennen. Die Autoren bisheriger Arbeiten resümieren, dass der Säugling durch wiederholte Interaktionserfahrung mit der depressiven Mutter sehr früh ebenfalls ein depressives Interaktionsmuster erlernt. Die Säuglinge zeigen Veränderungen der Gehirnstromaktivität über dem rechten Frontallappen, erhöhte Stresshormone, Veränderungen, die sich auch bei chronisch depressiven Erwachsenen finden. Kinder depressiver Mütter weisen noch im Kinder- und Jugendalter eine höhere Rate an psychischen Auffälligkeiten auf (*Weissman*, 1987; *Murray* und *Cooper*, 1996; *Sinclar* et al., 1998).

Aus diesen bekannten und evidenten Beobachtungen ist der Schluss, Frauen, Mütter, Eltern bereits in einer möglichst frühen Phase des Auftretens von depressiven Zuständen zu unterstützen, fast zwingend.

══ Häufigkeit und Dauer der postpartalen Depression

Internationale wissenschaftliche Studien weisen eine Inzidenz von 14 bis 18 Prozent postpartaler Depressionen nach. Die Angaben schwanken naturgemäß je nach Zeitpunkt der Erfassung der Diagnose und je nach

Instrument (psychiatrische Anamnese, Depressionsfragebögen). Erfolgt keine Behandlung, so können die Symptome bis zu einem Jahr andauern, aber auch chronifizieren. Durch Schuldgefühle der Frauen, der „Norm" einer glücklichen Mutter infolge der Antriebsschwäche und Erschöpfung nicht zu entsprechen, verstärkt sich das Gefühl der Insuffizienz, des Versagens und der Resignation. Dies wiederum löst einen circulus viciosus aus, und die Frauen kommen ohne Hilfe schwer aus dieser Depressionsspirale.

Das international am besten validierte Erhebungsinstrumentarium für die Diagnose ist die Edinburgh – Postpartum – Depression Scale (EPDS) (*Cox*, 1987). Die erste österreichische multizentrische Studie drei und sechs Monate postpartum mittels EPDS ergab bei 3.087 jungen Müttern einen kritischen Depressionsscore von 15,7 Prozent (3 Monate) und 13,6% (6 Monate nach der Geburt). Insgesamt hatten 21 Prozent der jungen Mütter zu einem der beiden Zeitpunkte eine depressive Stimmung – entsprechend der obigen Definition – angegeben (*Herz* et al., 1997).

Primäre und sekundäre Prävention und Therapie

Zur Frage der verschiedenen therapeutischen Anwendungen, aber auch des therapeutischen Erfolges bei postpartalen Depressionen, wurden in den vergangenen Jahren viele kontrollierte Fallstudien durchgeführt. Zunächst ist davon auszugehen, dass in Folge der starken Tabuisierung von psychischen Belastungen, Mütter mit psychischen Erkrankungen besonders stigmatisiert sind. Somit besteht ein eklatanter Versorgungsmangel für sie, die Neugeborenen und ihre Familien.

Im angloamerikanischen Bereich hat sich schon seit Jahrzehnten eine gemeinsame Aufnahme (rooming-in) von Mutter und Baby als Behandlungsform bewährt. Dies ist einmal wegen der Entwicklung der Mutter-Kind-Beziehung, der Entwicklung des Babys, aber auch wegen der Schuldgefühle, die Mütter entwickeln und die sich wiederum negativ und verstärkend auf die Depression auswirken, von großer Relevanz. So hat die Universitätsklinik Basel eine Mutter-Kind-Behandlungsmöglichkeit im Rahmen der psychiatrischen Krisenberatung etabliert (*Riecher-Rössler*, 2001). Es handelt sich um ein niederschwelliges gemeindenahes Angebot im Allgemeinspital und nicht in der psychiatrischen Klinik, um Stigmatisierungen zu vermeiden. Angeboten werden speziell für Mütter mit postpartalen Depressionen unterstützende Anleitung der Babypflege, Babymassage, Entlastung bei der Betreuung der Kinder, Paargespräche, Beratung des Vaters und der Angehörigen sowie bei Bedarf auch Mutter-Kind-Therapie in Zusammenarbeit mit der kinderpsychiatrischen Klinik.

Zielgruppe sind nicht nur werdende Mütter (mit aktuellen psychischen Erkrankungen), sondern auch solche mit psychischen Erkrankungen in der Vorgeschichte oder einer familiären Belastung, die beraten

und begleitet werden. Einzelpsychotherapie, spezifische Gruppentherapie, Paar- und Familientherapie, sozialarbeiterische Hilfen und bei Bedarf Hausbesuche durch speziell geschulte Psychiatrie-Gemeindekran-
kenschwestern runden das therapeutische Konzept ab.

Es konnte der Nachweis erbracht werden, dass Gruppentherapie die
Depressions-Werte – gemessen mit dem Beck Depression Inventary –
signifikant besserte. Wie man in kontrollierten Studien ferner zeigen
konnte, ist Psychotherapie im Durchschnitt einer Behandlung durch Psychopharmaka überlegen (*Riecher-Rössler*, 2001; Klier et al., 2001). Bei
schweren Fällen muss fallweise nach genauer Abklärung mit Antidepressiva behandelt werden. Im Rahmen einer EU-Studie zur postpartalen
Depression zeigte sich, dass Frauen eine psychologische Behandlung im
Falle einer postpartalen Depression einer psychopharmakologischen
Therapie vorziehen (*Wisner*, 1999; *Klier* et al. 2001).

═ Schwangerschaft und Wochenbettbetreuung: Psychosoziale Prävention bei belasteten Frauen

Postpartale Depressionen sind nicht zuletzt wegen ihrer Auswirkungen
auf die Familiendynamik und die Entwicklung des Kindes sowie die
weitere psychische Situation der Mütter von größter Relevanz. Das spiegelt sich auch in der Forschung wider: Wurden zwischen 1977 und 1995
nur 128 wissenschaftliche Artikel zu postpartalen Depressionen publiziert, so ist in den vergangenen Jahren die wissenschaftliche Aufmerksamkeit und Befassung mit dieser Thematik international rapide gestiegen. Eine der ersten großen prospektiven Studien in Österreich wurde
1997 von *Herz* et al. publiziert.

Basierend auf wissenschaftlichen Erkenntnissen einer Metaanalyse,
die 44 Studien zu Prädiktoren der postpartalen Depression umfasste,
fand *Beck* (1996), dass eine postpartale Depression mit folgenden Faktoren assoziiert ist:

– Pränatale Depression
– Depressive Erkrankung in der Vorgeschichte
– Stress mit der Versorgung des Kindes
– Allgemeiner Stress
– Wenig soziale Unterstützung
– Pränatale Angst
– Baby-blues
– Geringe Zufriedenheit in der Partnerbeziehung

Ähnliche Ergebnisse erzielten *Wilson* et al. 1996. Ein wichtiger Risikofaktor, der sowohl für die Depression als auch für die Psychose in der
Postpartalzeit als konsistent gefunden wurde, ist eine bevorstehende

Prädisposition für die jeweilige psychische Störung durch eine psychische Erkrankung der betroffenen Mutter. Etwa ein Drittel aller Frauen mit postpartalen Depressionen hatte schon vor der Schwangerschaft mindestens einmal an einer psychiatrischen Erkrankung gelitten. Es wird daher davon ausgegangen, dass bereits unspezifische Belastungen der Entbindung bei vulnerablen vorbelasteten Frauen die Erkrankung auslösen können.

Aufgrund von Empfehlungen, die Frauen bereits in der Schwangerschaft hinsichtlich psychosozialer Belastungen und Anzeichen von pränatalen Depression zu screenen, sowie ihnen Unterstützung anzubieten, wurde dieser Ansatz auch im Wiener Projekt zur Prävention postpartaler Depressionen gewählt. Allen wissenschaftlichen Arbeiten gemeinsam ist die Erkenntnis, dass die Frauen möglichst früh Unterstützung erfahren sollen, um eine Chronifizierung der Erkrankung zu verhindern (*Smith* et al., 2004; *Marcus* et al., 2003).

Folgende Ausgangs-Überlegungen waren für die Implementierung präventiver Maßnahmen ausschlaggebend:

- Der sozialen und seelischen Situation der Mutter, der werdenden Familie wurde infolge der mangelnder Zeit- und Personalressourcen des medizinischen Personals bisher wenig Aufmerksamkeit gewidmet
- Wenig Wissen über Anzeichen und Bedeutung von postpartalen Depressionen
- Starke Tabuisierung in der Gesellschaft und damit einhergehend eine hohe Stigmatisierung der Frauen
- Geringe interdisziplinäre Kooperation (Sozialarbeit, Psychotherapie, Gynäkologie, Hebammen, geburtshilfliches Team und pädiatrische Versorgung)

Es ist auf der Basis dieser Erkenntnisse naheliegend, ein System der Früherfassung, Beobachtung und Unterstützung von schwangeren Frauen, die die oben beschriebenen Risikobedingungen aufweisen, zu konzipieren und jene Frauen, die hohe psychosoziale Belastungswerte haben, frühzeitig und effizient zu unterstützen.

Ziele des Wiener Pilotprojektes und wissenschaftliche Begleitevaluation

Das Wiener Projekt zur Prävention postpartaler Depressionen war daher von folgenden Zielen geleitet:

- Die im internationalen Vergleich (14–18 Prozent) hohe Inzidenz zu minimieren
- Die im Vergleich zu anderen Ländern wie Deutschland, Skandinavien, Schweiz, Großbritannien geringe Thematisierung von PPD in

der Betreuung der Frauen in der Schwangerschaft und in der Zeit als
junge Mütter zu verstärken
- Die geburthilflichen Betreuungsteams zu sensibilisieren und vor allem
- Psychosozial belasteten Frauen rechtzeitig zu helfen und sie durch
  Angebote sozialer, medizinischer und psychotherapeutischer Bera-
  tung zu unterstützen

Das Projekt wurde im Rahmen des Wiener Programms für Frauengesundheit durchgeführt, vom Fonds Gesundes Österreich kofinanziert und
hatte eine Projektdauer von Dezember 2001 bis Dezember 2003.
  Um die wissenschaftlichen Kernfragen des Projektes, nämlich:

- Welche psychosozialen und sozioökonomische Faktoren haben Einfluss auf ein PPD-Risiko
- Kann durch primäre und sekundäre Präventionsmaßnahmen das Risiko, an postpartaler Depression zu erkranken, minimiert werden

zu überprüfen, wurde vom Institut für Konfliktforschung (IKF) unter der
Leitung von Frau Dr. Amesberger eine begleitende wissenschaftlich ran-
domisierte Kontrolluntersuchung durchgeführt. Die statistisch wissenschaftlich Supervision der Gesamtauswertung erfolgt von Univ.-Prof. Dr.
Peter Bauer, Vorstand des Instituts für medizinische Statistik. Um die
Effekte der gesetzten Unterstützungsmaßnahmen im Sinne einer Prävention zu überprüfen, wurden eine Interventionsgruppe und eine Kontrollgruppe randomisiert: In der „Interventionsgruppe" wurden die psychosozial belasteten Frauen intensiv einzeln, fallweise bis zur Geburt

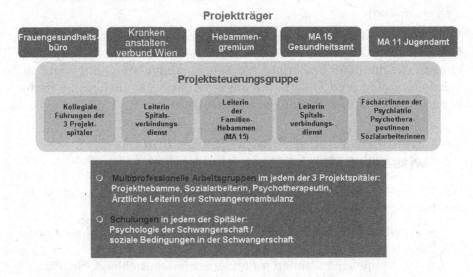

Abb. 1. Organigramm. *KAV* Krankenanstaltenverbund Wien

begleitend beraten und unterstützt. Die Kontrollgruppe erhielt neben einem ausführlichen und erstmalig eingeführten Gespräch mit einer Projekthebamme eine Vielzahl von Hinweisen und Informationen über Einrichtungen der Stadt Wien sowie die Aufforderung, eine Geburtsvorbereitung zu besuchen. Alle schwangeren Frauen wurden rund drei Wochen vor der Geburt sowie drei Monate und sechs Monate nach der Geburt nochmals zum emotionalen Befinden (EPDS) und zur sozialen Situation mittels eines Fragebogens befragt. Insgesamt lagen somit Daten von 3.036 Frauen bei der ersten Erhebung und 1.539 Frauen sechs Monate nach der Geburt vor. Im Längsschnitt zu allen vier Befragungszeitpunkten konnten Informationen zur psychosozialen Veränderung von 653 Frauen statistisch analysiert werden.

Das gesamte multizentrische Projekt, in das viele Entscheidungsträger, Personen und Organisationen eingebunden waren, war nach folgendem Organigramm strukturiert (Abb. 1).

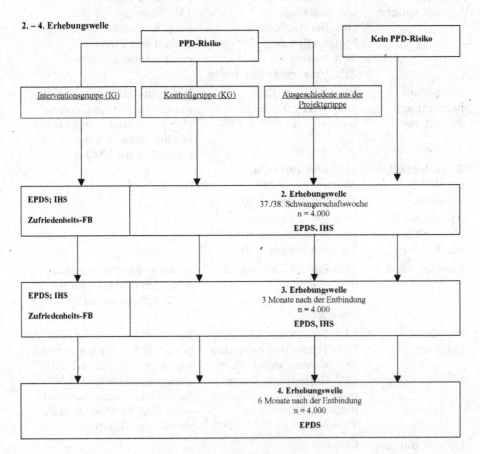

Abb. 2. Ablauf der PPD-Erhebung (prä- und postpartal)

Tabelle 2. Rücklauf nach Erhebungszeitpunkt

Erhebungszeitpunkt	Aussendungen (n)	Retournierte FB (n)	Retournierte FB (%)
1. Erhebung (Erstanmeldung)	5.163	3.036	58,8
2. Erhebung (37. Schw.wo)	2.666	1.408	52,8
3. Erhebung (3 Mon. pp)	2.625	1.631	62,1
4. Erhebung (6 Mon. pp)	2.699	1.539	57,0

Tabelle 3. Stichprobenbeschreibung

	Studienteilnehmerinnen	Anmerkungen
Alter	Durchschnittsalter 30 Jahre jüngste Schwangere: 13 J. älteste Schwangere: 45 J.	Fertilitätsalter Österreich: 28,6 J. (Stat. Nachrichten, 2003)
Höchster Schulabschluss	33% Pflichtschul- od. Lehrabschluss 10% Berufsbildende Mittlere Schule 30% Matura 25% Universität/Akademie	Frauen in Wien: 15% Matura 9% Universität/ (Fach)Hochschule (Volkszählung, 2001)
Netto-Haushaltseinkommen/Monat	Über 2.910 €: 13% 1.160 und 2.910 €: 57% weniger als 1.160 €: 30%	Das Netto-Haushaltseinkommen 1999/2000 in Gebieten mit hoher Besiedlungsdichte beträgt monatlich durchschnittlich rd. 2.140 €
Zufriedenheit mit Wohnsituation	45% sehr zufrieden 38% eher zufrieden 17% (eher) nicht zufrieden	
Anzahl der im Haushalt lebenden Kinder	50% Erstgebärende 33% erwarteten 2. Kind 10% erwarteten 3. Kind	
Familienstand	77% Ehe od. Lebensgemeinschaft 19% ledig 4% geschieden	Anteil der in Partnerschaft lebenden erhöhte sich bis zur 2. Erhebung auf 90%
Berufliche Situation	43% Vollzeitbeschäftigung 18% Teilzeitbeschäftigung 18% Karenz/Mutterschutz 13% Geringfügig Beschäftigte, Hausfrauen, Studentinnen/Schülerinnen 7% arbeitslos	Bei der Volkszählung 2001 gaben 74,9% der Wienerinnen an, einer Vollzeitbeschäftigung nachzugehen, 19,3% hatten eine Teilzeitbeschäftigung und 9,6% der Wienerinnen waren arbeitslos
Gewalterfahrung in der Kindheit	67% nie 25% selten bis oft	

Aufgrund der großen Stichprobe können diese Daten zum überwiegenden Teil als repräsentativ für die schwangeren Frauen und jungen Mütter in Wien angesehen werden.

Implementierung im Setting Krankenhaus

Es war uns wichtig, die Frauen in „ihren" geburtshilflichen Abteilungen zu unterstützen und ihnen die Annahme der Hilfe zu erleichtern. D.h., die Hilfe sollte vor Ort „easy to reach" sein und keine zusätzliche Zeitaufwendung bedeuten. Die angebotene Unterstützung sollte niederschwellig sein. Die unterstützenden Maßnahmen wurden daher von den Projekthebammen in einem ausführlichen Gespräch angebahnt.

Um den Aufbau von nachhaltigen interdisziplinären Kooperationsstrukturen und eine Erhöhung der Awareness zu den beschriebenen Problemen vor Ort sowie eine Befassung des geburtshilflichen Teams mit psychosozialen Lebensbedingungen der Frauen zu erreichen, wurde das Projekt jeweils in drei geburtshilflichen Abteilungen öffentlicher Krankenanstalten angesiedelt.

Die Auswahl ergab sich aufgrund folgender Gesichtspunkte:

1. Eine eher psychosozial benachteiligte Patientinnenstruktur.
2. Eine geburtshilfliche Abteilung in einem großen Schwerpunktspital, das sich für ein großes Einzugsgebiet der neuen Wohngebiete und somit für Jungfamilien etabliert hat.
3. Eine Klinik, die eine gute Versorgungsstruktur für psychosomatische, psychosoziale Probleme der Prävention und Behandlung aufwies. Das in der Klinik etablierte Frauengesundheitszentrum F.E.M. bietet sich ebenfalls als Schaltstelle innerhalb des Hauses und als Brücke zu anderen Einrichtungen an.

Die kollegialen Führungen aller drei Häuser waren nicht nur spontan am Projekt interessiert, sondern haben sich auch persönlich für die gesamte Projektdauer äußerst engagiert beteiligt.

Der multizentrische Ansatz von drei Projektkrankenhäusern ermöglichte, von einer Geburtenzahl für die Laufzeit des Projektes (von Dezember 2001 bis Dezember 2003) von rund 5.000 auszugehen.

Maßnahmen

Eine Projektsteuerungsgruppe hat die folgenden Maßnahmen erarbeitet und begleitet, um die Frauen mit hohen psychosozialen Belastungen rasch zu unterstützen und Hilfe anzubieten:

___ Psychosoziales Screening

Jeder schwangeren Frau in den drei geburtshilflichen Abteilungen wurde
bei der Anmeldung ein Fragebogen (EPDS), der die psychische Stimmung
erfasst, sowie ein Fragebogen, der die soziale Situation erfasst (erstellt
vom Institut für höhere Studien, IHS, Dr. Müller), überreicht. Ferner wurde eine ausführliche psychiatrische Anamnese nach vorhergehender
gründlicher Schulung und Sensibilisierung der ÄrztInnen in den Projektkrankenhäusern durchgeführt. Insgesamt erhielten 5.000 schwangere
Frauen die Erhebungsbögen. Diesbezügliche Angaben erfolgten von
3.036 Frauen. Dies entspricht einem Rücklauf von 58,8 Prozent.

___ Schnittstelle Projekthebammen

Diejenigen Frauen, die in den Befragungen hohe Werte aufwiesen, wurden zu einem Gespräch mit einer für das Projekt zusätzlich angestellten
Projekthebamme überwiesen. Diese ausführlichen Gespräche verdeut-
lichten, ob die Belastungen überwiegend im sozialen Bereich, im Zusammenhang mit realen oder befürchteten geburtshilflichen Komplikationen
und/oder im emotionalen Bereich angesiedelt waren.

___ Unterstützung durch SozialarbeiterInnen, Familienhebammen und PsychotherapeutInnen

Je nach Gesprächsverlauf bot die Projekthebamme den Frauen weitere
Unterstützung durch die/den vor Ort tätige SozialarbeiterIn, eine Fami-
lienhebamme oder eine vom Projekt finanzierte Psychotherapeutin oder
Psychiaterin an.

___ Interdisziplinäre Arbeitsgruppen zur besseren Kooperation in der Betreuung

Eine interdisziplinäre Arbeitsgruppe pro Abteilung wurde eingesetzt, um
die Probleme der Frauen und Unterstützungsmaßnahmen regelmäßig zu
besprechen. Die erfolgten Konsultationen mit den Frauen und Maßnahmen wurden zudem laufend dokumentiert.

Insgesamt wurden 233 Frauen im Rahmen des Projektes intensiv unterstützt; einige Frauen erhielten auf Grund vielfältiger Belastungen
mehr Unterstützung z.B. von einer Hebamme und einer Therapeutin. Die
Familienhebammen betreuten insgesamt 176 Frauen, die Psychotherapeutinnen 120 und die SozialarbeiterInnen 78 Frauen.

Die Frauen wurden zu drei Zeitpunkten (während der Schwangerschaft, 3 Monate und 6 Monate postpartum) über ihre Zufriedenheit mit den angebotenen Beratungen befragt. 85 Prozent äußerten sich sehr zufrieden und gaben an, dass ihnen die Beratungen sehr geholfen haben, die Krisen zu überwinden.

Ebenfalls befragt wurden die BeraterInnen über ihren Eindruck der Effektivität ihres Einsatzes. Auch diese Befragung bestätigte, dass die Probleme gut besprechbar und teilweise auch lösbar waren.

___ Ergebnisse

In dieser Studie sprechen wir vorwiegend von einem Risiko an PPD zu erkranken oder von einem PPD-Risiko. Wir möchten darauf hinweisen, dass es sich hierbei um psychosoziale und sozioökonomische Belastungsindikatoren handelt, von denen angenommen wird, dass sie einen Einfluss auf die Entwicklung von PPD haben, es aber nicht zwingend zu einer Erkrankung kommen muss. Bei den verwendeten Fragebögen handelt es sich um Screeninginstrumente, aber nicht um diagnostische Tests.

Psychosoziale und sozioökonomische Einflussfaktoren auf ein PPD-Risiko

Jüngere Frauen haben tendenziell höhere EPDS-Scores, ebenso Frauen mit niedrigem Einkommen bzw. schlechter wirtschaftlicher Lage. Frauen, die sich in der unteren Hälfte hinsichtlich ihrer gesellschaftlichen Position verorten, die wenig mit ihrem Lebensumfeld (Leben insgesamt, Außenkontakte, Familie, Gesundheit) zufrieden sind und die in der Kindheit und Jugend häufig körperliche Gewalt erfuhren, haben ebenfalls häufiger EPDS-Werte im Risikobereich. Die EPDS-Werte korrelieren auch mit der Arbeitszufriedenheit in Beruf und Haushalt, dem Ausmaß der Selbstbestimmung über den Tagesplan und der Einschätzung der Chancen im Beruf Neues zu lernen. Mit der Anzahl der genannten Krisen in den letzten 2 Jahren steigt ebenfalls der EPDS-Score. Eine schwache Korrelation besteht auch zwischen der Anzahl der Kinder und dem EPDS-Score. Die Korrelationen der genannten Variablen mit dem EPDS-Score sind für alle Befragungswellen signifikant auf dem 1-Prozent-Niveau.

In der multivariaten Analyse kristallisierten sich das Alter, die Stellung in der Gesellschaft, die Zufriedenheit mit dem Lebensumfeld, die wirtschaftliche Lage, die Ausstattung des Haus-halts mit einem PC und der bisherige Lebensverlauf als signifikante Effekte auf den EPDS-Score heraus. Methodisch kritisch anzumerken ist jedoch, dass viele Covariablen sehr starke Korrelationen untereinander aufweisen. So hat etwa

die Anzahl der Kinder oder die Berufstätigkeit einen Einfluss auf das Haushaltseinkommen.

Unsere Ergebnisse stimmen weitgehend mit den in der Literatur angeführten Einflussfaktoren überein (*Brugha* et al., 2000; *Herz* et al., 1997; *Scottish Intercollegiate Guidelines Network*, 2001).

Effekte der primären und sekundären Prävention

Das PPD-Risiko im Querschnitt

Das PPD-Risiko wurde mit drei Instrumenten gemessen, dem EPDS, einen Fragebogen zur sozioökonomischen Situation und der medizinisch-psychiatrischen Anamnese (MPA). Tabelle 3 zeigt, dass zwischen 70 und 80% aller befragten Frauen zu den jeweiligen Befragungszeitpunkten kein PPD-Risiko aufwiesen. Der Anteil der Frauen mit Mehrfachrisiko sank in den Folgeerhebungen.

Das PPD-Risiko nach Krankenhaus

Die Analyse des PPD-Risikos nach Krankenhaus zeigt große Unterschiede hinsichtlich der psychosozialen Belastungssituation zwischen den Krankenhäusern. Die Klientinnen des Krankenhauses mit einer stark belasteten PatientInnenstruktur weisen ein doppelt so hohes PPD-Risiko, sowie dem höchsten Anteil einer psychiatrischen Vorgeschichte auf als die PatientInnen in den beiden anderen Krankenhäusern.

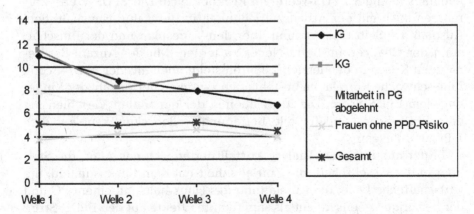

Abb. 3. Vergleich EPDS-Mittelwert (MW) Welle 1–4 nach Zuteilung (n = 653) (in allen 4 Wellen FB beantwortet)

Das PPD-Risiko im Längsschnitt

Die Analyse der Entwicklung des PPD-Risikos bei jeder Studienteilneh-
merin, die die Fragebögen zu allen vier Erhebungszeitpunkten beantworteten (n = 655), zeigt folgende Ergebnisse: Die PPD-Scores weisen
große Schwankungen auf. Nur rund die Hälfte der Frauen, die zum
ersten Erhebungszeitpunkt erhöhte Werte hatten, hatten dies auch zu
den späteren Befragungen. Wiederum bei nur der Hälfte der Befragten,
die zu den ersten zwei Screenings einen erhöhten EPDS-Score hatten,
lag dieser bei den Befragungen nach der Geburt ebenfalls im Risikobereich. Bei Vorliegen eines Mehrfachrisikos (das PPD-Risiko wird durch
mehrere Screeninginstrumente angezeigt) hingegen sind die Schwankungen der Scores nicht so stark ausgeprägt.

Die Wirkung der Präventions- und Interventionsmaßnahmen

Insgesamt erhielten 233 Frauen der Interventionsgruppe (IG) Betreuung
durch eine Familienhebamme, eine/n SozialarbeiterIn und/oder Psychotherapeutin bzw. Psychologin. Dieses ganzheitliche und sehr umfassende Betreuung ist in den bislang durchgeführten Präventionsstudien
einmalig (vgl. *Brugha* et al., 2000; *Hayes* et al., 2001; *MacArthur* et al.,
2002; *Morell* et al., 2000; *O'Hara* et al., 2000; *Reid* et al., 2002; *Small* et al.,
2000; *Zlotnick* et al., 2001).

Die Interpretation der auf verschiedene Berechnungsarten gewonne-
nen Ergebnisse hinsichtlich der Wirkung der Präventions- und Interventionsmaßnahmen ist aufgrund der Ambivalenzen sehr schwierig.

Zieht man die Entwicklung der Mittelwerte als Basis für die Analyse
der Wirkung der Betreuungsinterventionen heran, ergibt sich bei jenen
Frauen, die die Fragebögen drei bzw. vier Mal beantworteten, in der
Interventionsgruppe (IG) eine positivere Entwicklung (sowohl bei den
sozialen Belastungsfragebogen- (IHS) als auch den EPDS-Mittelwerten)
als in der Kontrollgruppe (KG) (vgl. Abb. 3). Abbildung 3 zeigt auch noch
anschaulich die gleich hohen Ausgangswerte (Cut-off-scores ≥ 10) der
randomisierten untersuchten Gruppen.

Aus den Ergebnissen lässt sich eine Verbesserung durch die unterstützende Beratung im Vergleich zur Kontrollgruppe zwar ablesen, allerdings befindet sie sich nicht in einen statistisch signifikanten Niveau.

Ganz deutlich hingegen zeigt die subjektive Einschätzung hinsichtlich der Wirkung der Interventionen eindeutig positive Werte und zwar
sowohl jene der Expertinnen als auch jene der befragten Frauen. Zum
überwiegenden Teil hätten die zugewiesenen Frauen der Unterstützung
bedurft. Das heißt, die Screeninginstrumente haben gut gegriffen. Die
Familienhebammen und SozialarbeiterInnen meinen in rund 60 Prozent

Tabelle 4. PPD-Risiko festgestellt durch … nach Erhebungszeitpunkt (Welle 1–4)

Arten des Risikos	1. Befragung (Erstanm.)		2. Befragung (37. Schw.wo.)		3. Befragung (3 Mon. pp.)		4. Befragung (6 Mon. pp.)*	
	n	%	n	%	n	%	n	%
Kein Risiko	1.885	70,0	914	78,4	929	71,7	1.252	81,4
EPDS	480	17,8	154	13,2	200	15,4	202	13,1
Soz. Belastung	383	14,2	89	7,6	173	13,3	–	–
Psychiat-rische Vorge-schichte	273	10,1	81	6,9	109	8,4	121	7,9
Gesamt**	**3.021**	**112,2**	**1.238**	**106,2**	**1.411**	**108,9**	**1.575**	**102,3**

* In der 4. Befragungswelle wurde der Belastungsfragebogen nicht mehr abgefragt. Dementsprechend muss der Anteil der Frauen, bei denen kein Risiko ermittelt wurde, auch höher sein. ** Da bei manchen Frauen mit mehr als einem Instrument ein Risiko festgestellt wurden, ist die Summe von n nicht ident mit der Anzahl der retournierten Fragebögen.

der Fälle, die Psychotherapeutinnen/Psychologinnen in rund 30 Prozent die Betreuungsziele (eher) erreicht zu haben.

Die Klientinnen selbst stuften den Erfolg höher ein. Rund 75 Prozent gaben bei der Befragung in der 37. Schwangerschaftswoche an, dass die erhaltene Unterstützung sehr bzw. eher hilfreich war, gar 85 Prozent waren es bei der Befragung drei Monate nach der Geburt (Tabelle 5 und 6).

Wie Tabelle 5 zeigt, haben die Unterstützungsmaßnahmen bei den Frauen gut gegriffen. Uns interessierte aber auch, die Einschätzung der in Anspruch genommenen Beratungen in der konkreten Situation, dann wenn das Baby da ist, nämlich 3 Monate nach der Geburt im Rückblick. Die Ergebnisse sind aus Tabelle 5 ersichtlich.

Sowohl bei der 1. als auch bei der 2. Befragung wünschen sich die Frauen vorwiegend konkretere Ratschläge, eine stärkere Einbeziehung der Kindesväter in die Betreuung und Hausbesuche.

═ Nachhaltigkeit des Projekts

Um die positiven Effekte der implementierten Maßnahmen für die schwangeren Frauen nachhaltig abzusichern wurden die folgenden weiterführenden Schritte unternommen:

Tabelle 5. Befragung = 2 Wochen vor der Geburt

Sie haben in den vergangenen Wochen das Angebot der Familienhebammen, SozialarbeiterInnen bzw. psychologischen Beraterinnen genutzt. Bitte geben Sie bei den folgenden Aussagen an, ob diese für Sie sehr, eher, weniger, oder gar nicht zutreffen (n = 93)

	Häu- fig- keit	Trifft· sehr/ eher zu %	Trifft weniger/ gar nicht zu %	Mittel- wert (1–4)	Standard- abwei- chung
Es tut gut, dass jemand für mich da ist.	88	90,9	9,1	1,60	0,69
Die Betreuerin nimmt/ nahm sich genug Zeit für meine Probleme.	85	87,1	12,9	1,62	0,80
Die Betreuerin ist/war kompetent.	82	84,1	15,9	1,70	0,86
Ich habe mich rundum unterstützt gefühlt.	84	76,2	23,8	1,96	0,87
Meine Situation hat sich durch die Zu-sammenarbeit mit der Betreuerin wesentlich gebessert.	82	59,8	40,2	2,33	0,85
Ich fühle mich entlastet.	87	57,5	42,5	2,37	0,98
Die Betreuerin hat sich mehr um meinen Part-ner und das Baby ge-kümmert, als um mich.	83	2,4	97,6	3,87	0,46
Ich habe mich gar nicht verstanden gefühlt.	83	4,8	95,2	3,65	0,65
Die Betreuerin hat sich in Sachen eingemischt, die sie nichts angehen.	86	5,8	94,2	3,72	0,68
Die Betreuerin ist/war zu bestimmend und bevormundet(e) mich.	81	4,9	95,1	3,69	0,72

Tabelle 6. Befragung = 3 Monate nach der Geburt

Sie haben in den vergangenen Wochen das Angebot der Familienhebammen, SozialarbeiterInnen bzw. psychologischen Beraterinnen genutzt. Bitte geben Sie bei den folgenden Aussagen an, ob diese für Sie sehr, eher, weniger, oder gar nicht zutreffen (n = 93)

	Häu-fig-keit	Trifft sehr/eher zu %	Trifft weniger/gar nicht zu %	Mittel-wert (1–4)	Standard-abwei-chung
Es tut gut, dass jemand für mich da ist.	106	88,7	11,3	1,56	0,77
Die Betreuerin nimmt/nahm sich genug Zeit für meine Probleme.	105	88,6	11,4	1,57	0,84
Die Betreuerin ist/war kompetent.	100	85,0	15,0	1,62	0,84
Ich habe mich rundum unterstützt gefühlt.	105	80,0	20,0	1,80	0,87
Meine Situation hat sich durch die Zusammenarbeit mit der Betreuerin wesentlich gebessert.	102	61,8	38,2	2,23	0,88
Ich fühle mich entlastet.	104	53,8	46,2	2,31	1,00
Die Betreuerin hat sich mehr um meinen Partner und das Baby gekümmert als um mich.	103	1,9	98,1	3,83	0,51
Ich habe mich gar nicht verstanden gefühlt.	105	9,5	90,5	3,64	0,68
Die Betreuerin hat sich in Sachen eingemischt, die sie nichts angehen.	105	4,8	95,2	3,77	0,56
Die Betreuerin ist/war zu bestimmend und bevormundet(e) mich.	101	9,9	90,1	3,61	0,72

___ PPD-Broschüre

Im Sinne der Nachhaltigkeit des Projektes wurde eine Arbeitsgruppe gegründet, die aus ExpertInnen verschiedener Professionen, wie GynäkologInnen, PsychiaterInnen, PsychotherapeutInnen, PsychologInnen, Hebammen, SozialarbeiterInnen etc., besteht und die gemeinsam an der Erstellung einer Informationsbroschüre arbeitete. Die Basis stellten international bereits bewährte und evaluierte Broschüren zu PPD dar (Scottish Health Board, Australian National Project „Beyondblue"). Ziel der Broschüre ist es, über PPD zu informieren sowie zur Enttabuisierung und Ent-Stigmatisierung von postpartaler Depression beizutragen. Ein adäquates Angebot an Versorgungs- und Betreuungseinrichtungen für betroffene Frauen und ihre Babys sowie Beratungsstellen, die auch von Vätern, Angehörigen und Freunden genützt werden können, sind ebenfalls in der Broschüre enthalten. Die Broschüre wird in der frühen Schwangerschaft von den SozialarbeiterInnen verteilt.

___ Netzwerk

ExpertInnen unterschiedlicher Professionen und Einrichtungen wird ein regelmäßiger Austausch zur Vernetzung und Aufrechterhaltung der Kommunikation zwischen verschiedenen Einrichtungen und Berufsgruppen ermöglicht. Neben dem Austausch von Know-how über die einzelnen Berufsgruppen hinaus dienen diese Treffen dem Kennenlernen von verschiedenen Einrichtungen und Ansprechpersonen und deren Aufgabenbereichen. Die Gruppe ist offen, d.h., dass immer wieder neue Einrichtungen in die Gruppe integriert werden, wodurch die Information aktuell gehalten wird.

Ziel ist außerdem, die Bedürfnisse der betroffenen Frauen (Besprechung von Fallbeispielen, nicht abgedeckte Bereiche, Betreuungslücken, etc.), aber auch die der ExpertInnen (Besprechung von Arbeitsabläufen, benötigte Schnittstellen, etc.) sowie die darauf aufbauende Erarbeitung von Lösungsansätzen (z.B. Organisation von Fortbildung, Bildung von Schnittstellen, etc.) zu ermitteln, um laufend die Schwangerenbetreuung hinsichtlich psychosozialer Belastungen in Wien adaptieren zu können.

___ Fortbildung

Nach internationalen Erfahrungen ist die Sensibilisierung und Aus- und Fortbildung zu psychosozialen Belastungen und Depressionen von schwangeren Frauen und Müttern und Vätern für all jene Berufsgruppen und Institutionen, die mit dieser Zielgruppe arbeiten, unerlässlich.

Ein postalischer „Aufruf" an alle geburtshilflichen Abteilungen und Pflegedirektionen der Wiener Spitäler, das Hebammengremium, sowie

des Jugendamts und NGO's, Krankenpflegeschulen und Hebammen-
akademie, bildete den Auftakt für die Organisation von Fortbildungsveranstaltungen. Die Institutionen und Organisationen wurden ersucht,
Fortbildungsmaßnahmen zum Thema PPD einzuleiten und in die jeweiligen Fortbildungsprogramme aufzunehmen. Aus dem PPD-Netzwerk
wurde ein ReferentInnen-Pool für Fortbildungsveranstaltungen gebildet.
Ziel ist es Krisen und Belastungen zu erkennen, sowie deren Schweregrad einschätzen können und die Frauen an eine mit dem Problem
vertraute Stelle weiterleiten.

PPD-Fortbildungsunterlagen

Zur Qualitätssicherung der Fortbildungsmaßnahmen und zur Unterstützung zukünftiger MultiplikatorInnen wurden professionelle Fortbil-
dungsunterlagen erarbeitet. Die Unterlagen enthalten neben einem
„Basismodul", das Grundinformationen über PPD erhält, jeweils Mo-
dule für die einzelnen Berufsgruppen (Hebammen, PsychotherapeutInnen etc.).

Resümee

Abschließend ist hervorzuheben, dass dieses Projekt zur Prävention postpartaler Depressionen sowie die im Projekt zielgruppengerecht aufgebauten Unterstützungsangebote in dieser Größenordnung (repräsentati-
ves Sample) wichtige Erkenntnisse über Erleben der Schwangerschaft
ermittelte, vor allem weil die Frauen über einen sehr langen Zeitraum
hinweg zu den Effekten der Maßnahmen befragt wurden. Durch die
Verwendung von international anerkannten Instrumenten konnte ein
wissenschaftlich fundiertes Pilotprojekt umgesetzt werden.

An den Ergebnissen lässt sich ablesen, dass es sich hierbei um eine
relevante Problemstellung handelt, da nicht nur sehr viele Frauen
psychosoziale Belastungen aufweisen, sondern auch, weil Bedarf nach
Unterstützung seitens der Frauen besteht, auch wenn sie nicht unmittelbar eine starke Depression entwickeln (geringes Einkommen, Beruf,
Partnerschaft, Alleinerzieherinnen, Gewalterfahrungen etc.). Schwangere Frauen fühlen sich mit ihren Problemen sehr oft alleine gelassen,
Depressionen wurden bei der herkömmlichen Routine oft nicht rechtzeitig erkannt (*Marcus* et al., 2003; *Kelly* et al., 1999).

Auch den Auswirkungen auf die Kinder bzw. auf die Beziehungsqualität muss mehr präventive Bedeutung beigemessen werden. Vor allem,
wenn man bedenkt, dass beispielsweise mehr als ein Viertel der schwangeren Frauen Gewalterfahrungen in der Kindheit gemacht hat und fast
10 Prozent der Frauen eine psychiatrische Vorgeschichte angaben.

Gezeigt hat sich, dass Bedarf auf mehreren Ebnen besteht: Allen voran äußern betroffene Frauen erhöhten Betreuungsbedarf, darüber hinaus fehlt es an Information (sowohl bei den Frauen als auch bei den involvierten Berufsgruppen und in der Öffentlichkeit). Ferner besteht Verbesserungsbedarf auf der Ebene einer gut koordinierten psychosozialen Schwangerenbetreuung.

Von allen an den Projektmeetings beteiligten Personen wurden dem Projekt mehrere positive Effekte bescheinigt. Am häufigsten wurde die erreichte Sensibilisierung erwähnt. Diese erfolgte sowohl auf Ebene des medizinischen Personals als auch bei den Schwangeren und jungen Müttern sowie bei den extramuralen Einrichtungen. Innerhalb der Krankenhäuser – so der Tenor – hätte es zwar bereits vor der Präventionsstudie ein entsprechendes Bewusstsein gegeben, dieses sei aber nochmals gestiegen. Abzulesen sei die Sensibilisierung an einer gesteigerten Aufmerksamkeit hinsichtlich deprimiert wirkender Frauen beim medizinischen Personal oder den Beschäftigten in den Eltern-Kind-Zentren. Die Studie hätte zudem das Ausmaß des PPD-Risikos und somit den Bedarf an präventiven Maßnahmen sichtbar gemacht.

Im Anschluss an das Projekt wurde in einem Krankenhaus ein Anamnesebogen entwickelt, mit dem auch das PPD-Risiko besser erfasst werden kann. Die Installierung von Selbsthilfegruppen und/oder Gesprächsgruppen sind ebenfalls ein Indiz für ein gewachsenes Bewusstsein.

Ein weiterer Effekt des Projektes ist die bessere krankenhausinterne und externe Vernetzung. Zum einen kam es zu einer verstärkten Vernetzung innerhalb der verschiedenen Abteilungen und Professionen des Krankenhauses, womit auch die Interdisziplinarität verbessert wurde. Zum anderen erfolgte eine stärkere Anbindung bislang lose angedockter Einrichtungen wie etwa der Frauengesundheitszentren F.E.M. und F.E.M. Süd. Letztere sind seit der Studie sowohl von den Frauen als auch von Beschäftigten des Krankenhauses verstärkt als Anlaufstelle gefragt.

Abschließend lässt sich sagen, dass durch das Projekt Problembelastungen von schwangeren Frauen deutlich gemacht werden konnten, die im Projekt aufgebauten Maßnahmen Erfolge zeitigten und nachhaltige Strukturen über das Projekt hinaus aufgebaut werden konnten. Das Projekt hat jene Frauen, die bislang auf der Schattenseite von Mutter- und Elternglück standen, wahrgenommen, sie unterstützt und sowohl innerhalb der Expertensysteme als auch der Familien maßgeblich zur Entstigmatisierung beigetragen. In Zukunft muss es weiterhin ein Anliegen sein, durch Öffentlichkeitsarbeit und Fortbildungen die Probleme möglichst früh zu erkennen und somit einer Chronifizierung und Pathologisierung von postpartalen Depressionen entgegenzuwirken. Dies kann am besten in einem multiprofessionellen Ansatz gewährleistet wer-

den und bestätigt die Bedeutung einer integrierten psychosomatisch arbeitenden geburtshilflichen Betreuung, in der den Hebammen eine wichtige Clearing-Funktion zukommt. Der Frage welche psychotherapeutischen Settings (Einzel-, Gruppentherapie) und psychotherapeutischen Ausrichtungen sich besonders eignen, stand nicht im Fokus unserer Studie. Es weisen jedoch zahlreiche Studien auf gute psychotherapeutische Erfahrungen hin (*Ringler*, 2001; *Hofecker Fallahpour* et al., 2001; *Klier*, 2001).

Insgesamt soll betont werden, dass vor einer Überpathologisierung gewarnt werden muss, da die Gefahr besteht die Frauen wieder zu stigmatisieren, zum anderen zeigt das Problem deutlich auf, dass Mütter angesichts der großteils noch alleinigen Verantwortung für die Kinderbetreuung bei fehlender Unterstützung und anderen sozialen Engpässen „mit Recht" äußerst vulnerabel und belastet sind.

═══ Literatur

Beck CT (1996) A meta-analysis of predictors of postpartum depression. Nurs Res 45: 297–303, 363: 303–310

Brockington I (2004) Postpartum psychiatric disorders. The Lancet 363: 303–310

Brugha TS, Wheatley S, Taub NA, Culverwell A, Friedman T, Kirwan P, Jones DR, Shapiro DA (2000) Pragmatic randomized trial of antenatal intervention to prevent post-natal depression by reducing psychosocial risk factors. Psychological Medicine 30: 1273–1281

Campbell S et al (1991) Prevalence and correlates of postpartum depression in first-time mothers. J Abnorm Psychol 100: 594–599

Collins NC et al (1993) Social support in pregnancy: psychosocial correlates of birth outcomes and postpartum depression. J Pers Soc Psychol 65: 1243–1258

Cox JL, Holden JM, Sagovsky R (1987) Detection of postnatal depression: development of the 10-item Edinburgh postnatal depression scale. Br J Psychiatry 150: 782–86

Dawson G, Ashman SB (2001) On the origins of a vulnerability to depression: the influence of the early social environment on the development of psychological systems related to risk of affective disorder. The Minnesota symposia on child development, vol 31 (zit in: Klier CM, Muzik M (2001) Mutter-Kind Interaktion in der postpartalen Periode. In: Klier CM, Demal U, Katschnig H (Hrsg) Mutterglück und Mutterleid. Facultas, Wien, S 92–102)

Diederichs P (2001) Psychoanalyse und Frauenheilkunde. Psychosozial Verlag, Gießen

Empfehlungen der Ethikkommission der AMA. JAMA 1993

Frick-Bruder V (1992) Das Erleben von Macht und Ohnmacht im Zusammenhang mit Kinderwunsch. In: Wimmer-Puchinger B (Hrsg) Schwangerschaft als Krise. Springer, Berlin Heidelberg New York Tokyo, S 76–83

Gloger-Tippelt G (1988) Schwangerschaft und erste Geburt: Psychologische Veränderungen der Eltern. Thieme, Stuttgart

Hayes BA, Muller R, Bradley BS (2001) Perinatal depression: a randomized controlled trial of an antenatal education intervention for primiparas. Birth 28: 28–35

Herz E, Thoma M, Umek W, Gruber K, Linzmayer L, Walcher W, Philipp T, Putz M (1997) Nicht-psychotische postpartale Depression. Pilotstudie zur Epidemiologie und Risikofaktoren. Geburtshilfe und Frauenheilkunde. Ergebnisse der Forschung für die Praxis 5: 282–288

Hofecker Fallahpour M, Riecher-Rössler A, Wüsten G, Zinkernagel C, Stieglitz RD (2001) Gruppentherapie für depressive Mütter. In: Riecher-Rössler A, Rohde A (Hrsg) Psychische Erkrankungen bei Frauen. Für eine geschlechter sensible Psychiatrie und Psychotherapie. Karger, Basel

Kelly RH, Danielsen, BH Golding, JM Anders, TF Gilbert, WM, Zatzick DF (1999) Adequacy of prenatal care among women with psychiatric diagnoses giving birth in califonia in 1994 and 1995. Psychiatric Services 50 (12): 1584–1590

Klier CM et al (2001) Psychotherapie bei Depressionen in Schwangerschaft und nach der Geburt. In: Klier CM, Demal U, Katschnig H (Hrsg) Mutterglück und Mutterleid. Facultas, Wien, S 39–54

Langer M (1990) Psychosomatische Gynäkologie. Springer, Berlin Heidelberg New York Tokyo

MacArthur C, Winter HR, Bick DE, Knowles H, Lilford R, Henderson C, Lancashire RJ, Braunholz DA, Gee H (2002) Effects of redesigned community postnatal care on women's health 4 months after birth: a cluster randomised controlled trial. The Lancet 359: 378–385

Morell JC, Spiby H, Stewart P, Walters S, Morgan A (2000) Costs and effectiveness of community postnatal support workers: randomised controlled trial. BMJ 321: 593–598

Marcus SM, Flynn HA, Blow FC, Barqry KL (2003) Depressive symptoms among pregnant women screened in obstetrics settings. J Women's Health 12 (4): 373–380

Murray L et al (1996) The cognitive development of 5-year-old children of postnatally depressed mothers. J Child Psychol Psychiatry 37: 927–935

Murray L et al (1993) Depressed mothers' speech to their infants and its relation to infant gender and cognitive development. J Child Psychol Psychiatry 34: 1083–1101

Murray L (1992) The impact of postnatal depression on infant development. J Child Psychol Psychiat 33: 543

Muzik M, Klier CM, et al (2000) Are commonly used self-report inventories suitable for screening postpartum depression and anxiety disorders? Acta Psychiatr Scand 102: 71–73

O'Brien M et al (1999) Family functioning and maternal depression following premature birth. J Reprod Infant Psychol 17: 178–188

O'Hara MW, Swain AM (1996) Rates and risk of postnatal depression – a meta-analysis. Int Rev Psychiatry 8: 37–54

O'Hara MW, Scott S, Gorman LL, Wenzel A (2000) Efficacy of interpersonal psychotherapy for postpartum depression. Arch Gen Psychiatry 57: 1039–1045

Phillips LM, O'Hara MW (1991) Prospective study of postpartum depression: $4\frac{1}{2}$-year follow-up of women and children. J Abnorm Psychol 100 (2): 151

Reid M, Glazener C, Murray GD, Taylor GS (2002) A two-centred pragmatic randomised controlled trial of two interventions of postnatal support. BJOG 109: 1164–1170

Riecher-Rössler A (2001) Die Depression in der Postpartalzeit. In: Klier CM, Demal U, Katschnig H (Hrsg) Mutterglück und Mutterleid. Facultas, Wien, S 23–38

Riecher-Rössler A, Rohde A (Hrsg) (2001) Psychische Erkrankungen bei Frauen. Für eine geschlechtersensible Psychiatrie und Psychotherapie. Karger, Basel

Ringler M (1995) Lehrbuch der Psychosozialen Medizin, Grundlagen der Medizinischen Psychologie, Psychosomatik. Springer, Berlin Heidelberg New York Tokyo

Ringler M (1996) Frauen in Gesundheit und Krankheit: die neue Frauenheilkunde Perspektive. Springer, Berlin Heidelberg New York Tokyo

Ringler M (2001) Patient Frau – Psychosomatik im weiblichen Lebenszyklus. Springer, Berlin Heidelberg New York Tokyo

Ringler M (2001) Psychotherapeutische Interventionen bei glückloser Schwangerschaft. In: Riecher-Rössler A, Rohde A (Hrsg) Psychische Erkrankungen bei Frauen. Für eine geschlechter sensible Psychiatrie und Psychotherapie. Karger, Basel

Scottish Intercollegiate Guidelines Network: Postnatal depression and puerperal psychosis. Edinburgh © SIGN 2001, last modified 09.09.02; download: www.sign.ac.uk/guidelines/fulltext/60/section2.html, vom 11.11.2003

Siegrist S (1978) Arbeit und Interaktion im Krankenhaus. Enke, Stuttgart

Sinclar D, Murray L (1998) Effects of postnatal depression on children's adjustment to school. Teacher's reports. Br J Psych 172: 58–63

Singer LT et al (1999) Maternal psychological distress and parenting stress after the birth of a very low-birth-weight infant. JAMA 281: 799–805

Small R, Lumley J, Donohue L, Potter A, Waldenström U (2000) Randomised controlled trial of midwife led debriefing to reduce maternal depression after operative childbirth. BMJ 321: 1043–1047

Smith MV, Rosenheck RA, Cavaleri MA, Howell HB, Poschman K, Yonkers KA (2004) Screening for and detection of depression, panic disorder, and PTSD in public-sector obstetric clinics. Psychiatric Services 55 (4): 407–414

Spinelli MG (1997) Interpersonal psychotherapiy for depressed antepartum women. A pilot study. Am J Psychiatry 154: 1028–1030

Springer-Kremser M, Fischer-Kern M, Schuster P (2005) Spezifizierte Psychoanalytische Therapie bei Depression. In: Leuzinger-Bohleber M, Deserno H (Hrsg) Schriften des Sigmund Freud Institutes, Bd 1, Depression: Pluralismus in Praxis und Forschung. Vandenhoeck und Ruprecht, Göttingen

Springer-Kremser M, Hofer E, Leithner K (in Druck) Vom Babyblues bis zur Wochenbettdepression/-psychose. In: Bitschnau A, Drähne M (Hrsg) Homöopathie in Gynäkologie und Geburtshilfe. Urban & Fischer, München

Springer-Kremser M, Fischer-Kern M, Leithner-Dziubas K, Löffler-Stastka H (in Druck) Depressionsbehandlung – was brauchen Frauen. Z Psychosom Med Psychother

Statistische Nachrichten: Realisierte und insgesamt gewünschte Kinderzahl. Mikrozensus, September 2001, S 824

Statistische Nachrichten: Volkszählung 2001: Bildungsstruktur der Bevölkerung. Jänner 2004, S 15

Statistische Nachrichten: Volkszählung 2001: Lebensunterhalt Juli 2003, S 512

Stein A et al (1991) The relationship between postnatal depression and mother-child-interaction. Br J Psych 158: 46–52

Steward DE, Stotland NL (1993) Psychological aspects of women's health care. American Psychiatric Publishing, Washington

Steward DE (1993) in: Klier CM, Demal U, Katschnig H (Hrsg) Mutterglück und Mutterleid. Facultas, Wien

Weissman MM (1987) Children of depressed parents: increased psychopathology and early onset of major depression. Arch Gen Psych 51: 599–606

Wilson LM et al (1996) Antenatal psychosocial risk factors associated with adverse postnatal family outcomes. Can Med Assoc J 154: 785–799

Wimmer-Puchinger B, Schmid M (1993) Schwangerschaftskonflikt – Motive für bzw. gegen den Schwangerschaftsabbruch. Studie des Ludwig Boltzmann-Institutes im Auftrag des Gesundheitsministeriums

Wimmer-Puchinger B (1992) Schwangerschaft als Krise – Psychosoziale Bedingungen von Schwangerschaftskomplikationen. Springer, Berlin Heidelberg New York Tokyo

Wimmer-Puchinger B, Baldaszti E (2001) Motive zum Schwangerschaftsabbruch. Studie des Ludwig Boltzmann-Institutes für Frauengesundheitsforschung im Auftrag des Gesundheitsministeriums

Wisner KL et al (1999) Obsessions and compulsions in women with postpartum depression. J Clin Psychiatry 60: 176–80

Wisner KL et al (1999) Pharmacologic treatment of depression during pregnancy. JAMA 282: 1264–1269

Zlotnick C, Johnson SL, Miller IW, Pearlstein T, Howard M (2001) Postpartum depression in women receiving public assistance: pilot study of an interpersonal therapy oriented group intervention. Am J Psychiatry 158 (4): 638–640

JUSTIN BILSZTA, ANNE BUIST, BRYANNE BARNETT,
JEANNETTE MILGROM, JOHN CONDON,
BARBARA HAYES, JANETTE BROOKS

Implementierung eines nationalen Screening-Programmes für perinatale mentale Gesundheit: *beyondblue* National Postnatal Depression Program

Einleitung

Das beyondblue National Postnatal Depression Program versucht zu evaluieren, ob die Edinburgh Postnatal Depression Scale sich dafür eignet,
innerhalb einer australischen Population routinemäßig nach perinatalen
mentalen Störungen zu screenen und mit Hilfe eines psychosozialen
Fragebogens die Bedeutung von Risikofaktoren für Depression zu untersuchen. Zu den Prioritäten des Programms gehört es, einen nationalen
Ansatz für Prävention zu etablieren, ebenso wie für Frühintervention und
das Management von perinataler Depression, indem die wichtigsten
Geburtskliniken und niedergelassenen Behandler in allen Staaten routinemäßig nach prä- und postpartaler Depression screenen. Das Programm
setzt vor allem auf die Entwicklung von Information und Ressourcen, um
die Beteiligung der Konsumentinnen am Gesundheitssystem zu unterstützen und die Partnerschaft von Frauen und ihren Behandlern zu fördern. Gezielte Aus- und Fortbildung zur Verbesserung des Wissens über
Depressionserkennung und Depressionsbehandlung hilft Frauen ebenso
wie ihren BehandlerInnen Depression rechtzeitig zu identifizieren. Darüber hinaus stützt sich das Programm auf evidenzbasierte Medizin, was
die Entwicklung von Strategien für Frühintervention und Behandlung
betrifft. Diese Strategien konzentrieren sich auf mehrere Schwerpunkte:
Die Vorbereitung auf die Elternschaft, die spezifischen Bedürfnisse von
Frauen mit unterschiedlichem kulturellem und sprachlichem Hinter-

grund, die an postpartaler Depression leiden, die Entwicklung von Ressourcen für Familien mit Mehrlingsgeburten, die Einbeziehung der männlichen Partner, das Angebot spezieller Fortbildungsmaterialien für in Gesundheitsberufen Tätige, die in ländlichen Bereichen arbeiten, und die Schaffung von Fokusgruppen speziell für indigene Frauen.

Beyondblue bietet eine einzigartige Chance, die gynäkologische Versorgung und postpartale Betreuung in einem ganzheitlichen Sinn zu verbessern. Gleichzeitig sorgt das mit dem Projekt verbundene Forschungsprogramm dafür, dass der Nutzen und die Probleme von Screeningmaßnahmen für prä- und postpartale Depression untersucht werden. Langfristig sollen dadurch strukturelle Veränderungen erreicht werden, die darauf abzielen, dass die Erkennung und Behandlung von prä- und postpartaler Depression routinemäßig Teil des australischen Gesundheitssystems wird.

Screeningprogramme für perinatale Depression

Die Frage von Screenings im Zusammenhang mit postpartaler Depression hat in der Literatur zuletzt einiges an Aufmerksamkeit bekommen. Eine Metaanalyse von insgesamt 59 Studien geht von einer Inzidenz postpartaler Depression von 12 Prozent aus, wenn nach den Angaben der Betroffenen Frauen beurteilt wird, und von 14 Prozent, wenn es zu gezielten Interviews kommt. Australische Studien haben unterschiedliche Inzidenzraten gezeigt, abhängig von der Methode. *Meares* et al. (1976) berichten eine Inzidenz von 16 Prozent 6 und 18 Monate nach der Geburt, *Tonge* (1984) stellt eine sehr hohe Inzidennz von 33 Prozent nach 4 Monaten und 45 Prozent nach einem Jahr fest, *Varnavides* (1988) setzt die Inzidenz bei 13 Prozent an, *Lomley* (1990) bei 14,6 Prozent nach 8 Monaten und *Dennerstein* et al. (1989) bei 14 Prozent, wobei er von weiteren 29 Prozent mit Anpassungsstörungen ausgeht. Die Edinburgh Postnatal Depression Scale (EPDS), entwickelt von *Cox*, *Holden* und *Sagovsky* (1987), wird weltweit erfolgreich als Screeninginstrument im Zusammenhang mit postpartaler Depression verwendet, inzwischen gibt es auch Übersetzungen in mehrere Sprachen (*Cox* und *Holden*, 1994). Die Entwicklung dieses Instrument war eine Antwort auf das Problem, dass sich vorhandene Instrumente als ungeeignet erwiesen, zum Teil weil sie sich in der Depressiondiagnose auf verschiedene somatische Symptome stützten, die allerdings in der Schwangerschaft und nach der Geburt durchaus normal sein können. Die EPDS wurde in zahlreichen Ländern validiert und hat ihren Nutzen inzwischen klar etabliert. Ein Score von 11 oder mehr Punkten weist auf eine depressive Verstimmung hin, ein Score von 13 und mehr Punkten wird als Anzeichen für eine schwere depressive Erkrankung gesehen.

Der Fokus des wissenschaftlichen Interesses an postpartaler Depression hat sich inzwischen auch auf die präpartale Phase ausgeweitet. Ein Review einschlägiger Studien (*Austin* und *Lomley*, 2003) identifizierte 16 Studien mit adäquaten Daten. Einige davon verwendeten die EPDS, während in einer Mehrzahl der Studien versucht wurde, eigene Instrumente zu entwickeln. Einige Studiensamples waren sehr klein, aber andere kamen immerhin auf Teilnehmerinnenzahlen von bis zu 5000 Personen.

Es etabliert sich inzwischen ein breiter Konsens, dass auch pränatale Depression ein signifikantes Problem darstellt und weitere Forschungsanstrengungen notwendig sind, um die exakte Inzidenz und die Konsequenzen des Problems zu untersuchen. Dabei wird im Zusammenhang mit der pränatalen Depression ein höherer EPDS-Score von 15 und mehr Punkten vorgeschlagen (*Murray* und *Cox*, 1990), im Vergleich zu den postpartal angewendeten Scores: Auch wegen der höheren Prävalenz von Angstzuständen in der präpartalen Phase. Die Sensitivität und Spezifität der verwendeten Screeninginstrumente im Hinblick auf die Vorhersagbarkeit präpartaler Depression stellte sich als schwach heraus: Manche Frauen leiden an präpartaler Depression aber nicht an postpartaler Depression und umgekehrt. *Kumar* und *Robson* (1984) haben aber interessanterweise präpartale Depression als einen signifikanten Prädiktor für postpartale Depression identifiziert. Außerdem konnten eine Reihe von psychosozialen Risikofaktoren für Depressionen während und nach der Schwangerschaft identifiziert werden: Darunter unter anderem Missbrauchserfahrungen in der Kindheit, Probleme in der Paarbeziehung, belastende Lebensereignisse und ein fehlendes soziales Netzwerk.

Wozu ein universelles Screeningprogramm für perinatale Depression?

In Großbritannien hat das National Screening Committee (NSC) bereits die Entwicklung eines universellen Screeningprogramms für perinatale Depression diskutiert (*Shakespeare*, 2002). Daraufhin hat sich im Auftrag des National Health Service eine aus Praktikern und Wissenschaftern zusammengesetzte Arbeitsgruppe mit der Einführung eines solchen Programms zusätzlich zu bestehenden Screeningprogrammen beschäftigt. Dabei wurden die folgenden Probleme im Zusammenhang mit Routinescreenings für perinatale Depressionen identifiziert: Inkonsistenz bei der Auswahl der Screeningmethoden; psychometrische Eigenschaften der verwendeten Depressionsskalen; die Akzeptanz der Untersuchungsmethoden durch die betroffenen Frauen; und schließlich die Folgen von falsch positiven oder falsch negativen Resultaten, insbesondere die potenzielle Stigmatisierung durch die Behandlung von nicht betroffenen Frauen.

Trotz solcher Überlegungen muss man festhalten, dass für viele Frauen postpartale Depression die erste Episode einer psychischen Erkrankung ist. Und für viele unter ihnen ist es leider auch nicht die letzte: Manche Frauen haben auch noch lange Zeit nach der Geburt Probleme, andere erleiden Rückfälle nach späteren Schwangerschaften. Darüber hinaus haben Frauen, die bereits vorher an psychischen Problemen litten, ein erhöhtes Risiko eines Rückfalls in der postpartalen Phase. Nachdem die meisten dieser Frauen auch Partner haben und ihre Kinder üblicherweise bei ihnen bleiben, betrifft die postpartale Depression nicht nur sie selbst, sondern die gesamte Familie. Betroffene Frauen beobachten andere Mütter, denen der Schritt in die Mutterschaft leicht zu fallen scheint, und beurteilen ihre eigenen Gefühle als Versagen. Ihre Partner sind oft völlig unsicher, worin das Problem eigentlich liegt, und wie sie am besten helfen können.

Wir sind davon ausgegangen, dass die meisten dieser Frauen während der Schwangerschaft und in der frühen postpartalen Phase identifiziert werden können, indem gut etablierte Screeningmethoden eingesetzt werden. Es gab bisher relativ wenig Erfolg in der effektiven Präventionsarbeit, deshalb spricht auch besonders viel für Früherkennung und frühe Interventionen.

Die einschlägige Literatur über perinatale Depression zeigt sehr klar, dass:

- postpartales Screening eine einfache und effektive Methode ist, um einen großen Teil der betroffenen Frauen zu identifizieren;
- präpartale Depression möglicherweise ebenso häufig ist wie postpartale Depression;
- die EPDS ein geeignetes präpartales Screeninginstrument ist;
- Depression hohe ökonomische und menschliche Kosten verursacht, wobei neben der betroffenen Mutter auch Auswirkungen auf das Kind festzustellen sind;
- präpartale Depression allein zwar noch kein Prädiktor für postpartale Depression ist, im Zusammenhang mit anderen Prädispositionsfaktoren in der präpartalen Phase allerdings eine gewisse prädiktive Aussagekraft entwickeln kann;
- bei vielen Frauen prä- oder postpartale Depressionen überhaupt nicht oder erst sehr spät erkannt werden;
- die Schwangerschaft und frühe postpartale Phase eine besonders gute Möglichkeit bieten, eine große Zahl von Frauen mit Maßnahmen zu erreichen.

All diese Überlegungen boten eine gute Basis für eine Studie mit dem Ziel, sowohl die Identifizierung von Frauen mit einem erhöhten Risiko als auch deren Betreuung zu verbessern. Eine Screeningstudie auf der Basis

anerkannter Methoden, so unsere Überlegung, würde es auch ermöglichen die folgenden Faktoren zu evaluieren:

– die Machbarkeit eines Screeningsprogramms;
– den Nutzen und die Schwierigkeiten von Screeningprogrammen für prä- und postpartale Depression;
– die Kosteneffektivität eines solchen Programms;
– den psychologischen Outcome für die untersuchten Frauen;
– das Maß der Zufriedenheit von Patientinnen und Behandlern, wenn perinatale mentale Probleme rechtzeitig identifiziert werden können.

Was ist das beyondblue National Postnatal Depression Program?

Das beyondblue National Postnatal Depression Program wurde in Zusammenarbeit mit anerkannten und erfahrenen ExpertInnen aus dem Bereich perinatale psychische Gesundheit entwickelt. Dem multidisziplinären Team gehören SpezialistInnen aus den Bereichen Psychiatrie, klinische Psychologie, Pflege, Geburtshilfe, und gemeindenahe psychische Gesundheit an. Das Programm wird von Prof. *Anne Buist* geleitet, Vorstand der Abteilung für Erwachsenenpsychiatrie und der Mutter-Kind-Abteilung im Banksihouse in Heidelberg, Victoria. Prof. *Buist* arbeitet eng mit jeweils einem Koordinator in den verschiedenen Bundesstaaten zusammen, um die wissenschaftliche Konsistenz sicherzustellen. Dr. *Justin Bilszta* ist der nationale Programmmanager. Zu den KoordinatorInnen in den einzelnen Bundesstaaten gehören: Professor *John Condon* (SA); Professor *Sherryl Pope* (WA); Professor *Barbara Hayes* (QLD); Professor *Bryanne Barnett* (NSW) und Professor *Jeannette Milgrom* (VIC).

Diese KoordinatorInnen in den Bundesstaaten arbeiten mit ihren Forschungsteams zusammen, um eine erfolgreiche Implementierung der Screeningprotokolle sicherzustellen, den Krankenhäusern in der konkreten Umsetzung des Programms zu helfen und die Aktivitäten von beyondblue zu unterstützen.

Zusammenarbeit mit beyondblue

beyondblue ist eine nationale, unabhängige Non-Profit-Organisation, die sich mit Problemen von Depression, Angststörungen und damit verbundenen Substanzabhängigkeiten in Australien beschäftigt. Die Initiative wurde im Oktober 2000 als Teil einer 5-Jahres-Initiative der australischen Regierung gegründet, und zwar mit dem Ziel, eine gesellschaftliche Antwort auf Depressionen zu finden und den Fokus vom Thema psychische Gesundheit hinzubewegen zu einer Fragestellung, mit der sich breite Teile der Gesellschaft beschäftigen.

beyondblue hat sich fünf Prioritäten gesetzt:

– Gesellschaftliches Bewusstein und Destigmatisierung
– Unterstützung von KonsumentInnen und BehandlerInnen
– Prävention und frühe Intervention
– Fortbildung und Unterstützung von niedergelassenen ÄrztInnen
– Angewandte Forschung

Durch die Zusammenarbeit mit beyondblue ist das National Postnatal Depression Program auch ein Katalysator für Aktionen in weiten Teilen der Gesellschaft. Das Programm unterstützt beyondblue, indem es das Bewusstsein über perinatale Depression stärkt und Netzwerke zwischen BehandlerInnen und KonsumentInnen aufbaut. Gemeinsam fördern beyondblue und das beyondblue National Postnatal Depression Program ein Klima des Verständnisses, des Wissens, der Zusammenarbeit und des Engagements, die auch in Zukunft für effektive und nachhaltige Aktivitäten gegen perinatale Depression stehen.

Ziele des beyondblue National Postnatal Depression Program

Die Ziele des Programms konzentrieren sich auf fünf prioritäre Bereiche:

1. Die Machbarkeit von routinemäßigen Screeningsmaßnahmen im Zusammenhang mit prä- und postpartaler Depression in wichtigen Geburtskliniken und anderen Gesundheitseinrichtungen in Australien zu evaluieren.
2. Materialien zu entwickeln, um Menschen, die in Gesundheitsberufen tätig sind, für prä- und postpartale Depressionen und ihre Behandlung zu sensibilisieren und ihr Bewusstsein dafür zu schärfen.
3. Die Veränderungen zu evaluieren, die bei Menschen in Gesundheitsberufen und betroffenen Frauen in Bezug auf das Wissen zu perinatalen psychischen Erkrankungen durch das Programm entstanden sind.
4. Eine nationale Datenbank in Australien aufzubauen, mit deren Hilfe folgende Fragestellungen genauer untersucht werden können: Die Prävalenz von prä- und postpartaler Depression; die Bedeutung verschiedener Risikofaktoren für die Entwicklung von Depressionen in einer bestimmten Bevölkerungsgruppe; und die Frage wann Screeningsmaßnahmen am Besten durchgeführt werden sollen und durch wen.
5. Die Effizienz von Interventionsmaßnahmen in den folgenden Gruppen aufzuzeigen: Frauen mit Depressionen und die damit verbundenen Risiken; kulturelle und sprachliche Minderheiten; ländliche Bevölkerung; indigene Bevölkerung; Väter bzw. männliche Partner; Familien mit Mehrlingsgeburten.

≡ Screeningprotokolle

Das beyondblue National Postnatal Depression Program besteht aus vier zentralen Komponenten: Baseline- und Endpunktevaluation, Aus- und Fortbildung für interessierte Personen in Gesundheitsberufen, generelles Depressionsscreening und gezielte Intervention. Hier folgt eine Beschreibung all dieser Komponenten.

1. Baseline- und Endpunktevaluation

Zum Start und zum Abschluss des Projekts wird jeweils eine Evaluation durchgeführt, wobei betroffene Frauen und involvierte Personen aus verschiedenen Gesundheitsberufen einbezogen werden. Dabei geht es vor allem um eine Erhebung ihres Wissens und ihrer Einstellung im Zusammenhang mit folgenden Fragestellungen:

– Verständnis von prä- und postpartaler Depression
– Verständnis für die Einschätzung und das Management von prä- und postnataler Depression
– die Überweisung von Fällen im Bedarfsfall (Gesundheitsberufe)
– die Inanspruchnahme von angebotenen Diensten (betroffene Frauen)
– das Stigma im Zusammenhang mit prä- und postnataler Depression

2. Screening

90 Prozent der Frauen, die präpartal in die Screeningsmaßnahmen aufgenommen werden, erhalten ein Screening-Package das aus folgenden Elementen besteht: Fragebogen über demographische und psychosoziale Risikofaktoren und EPDS. Etwa 10 Prozent der Frauen füllen darüber hinaus zwei zusätzliche Fragebögen aus, nämlich den K10-Fragebogen und den Sphere-Fragebogen. Sechs Wochen nach der Geburt werden alle Frauen, die präpartal untersucht wurden, wiederum ersucht, den EPDS-Fragebogen auszufüllen.

▬ Präpartales Screening

Die Frauen werden im Zusammenhang mit einem routinemäßigen Kontrolltermin zwischen der 26. und 32. Schwangerschaftswoche in der Klinik angesprochen. Das Forschungsteam arbeitet eng mit der jeweiligen Klinikbelegschaft zusammen, um sicherzustellen, dass das Screening mit dem Routinebetrieb gut vereinbar ist. In diesem Zusammenhang ist es auch wichtig, klarzustellen, dass die Belegschaft, die die präpartale Betreuung überhat, nicht zur Depressionsbehandlung verpflichtet wird. Die Aufgabe des Klinikpersonals, das mit der präpartalen Betreuung der Frauen befasst ist, ist lediglich dafür verantwortlich, das Screening mit-

tels EPDS durchzuführen, nachdem es entsprechendes Training erhalten hat. Ist eine Behandlung erforderlich, arbeitet das Forschungsteam eng zusammen mit bestehenden Einrichtungen, die auf die Behandlung psychischer Erkrankungen spezialisiert sind.

Sobald die Frauen den EPDS-Fragebogen ausgefüllt haben, wird er vom Betreuungsteam ausgewertet und kommt zu den Behandlungsunterlagen. Alle Teilnehmerinnen, unabhängig davon ob ihre Screeningresultate depressive Symptome anzeigen oder nicht, erhalten eine Broschüre über die Belastungen, in der auch Anlaufstellen angeführt sind, an die sich Hilfesuchende wenden können. Frauen mit einem EPDS-Score von 13 oder mehr erhalten darüber hinaus eine schriftliche Empfehlung, ihre/n Hausarzt/-ärztin aufzusuchen. Gleichzeitig erhalten diese ein Schreiben, in dem der Besuch der Frau angekündigt wird, und eine Behandlungsrichtlinie für Depression. Die Ergebnisse werden in einer zentralen Datenbank erfasst.

___ Postpartales Screening

Alle Frauen erhalten sechs bis acht Wochen nach der Geburt wiederum einen EPDS-Fragebogen. Die Fragebögen werden entweder von den HausärztInnen oder der Mutter-Kind-Schwester verteilt, oder per Post an die jeweilige Frau geschickt. Sie kann den Fragebogen über ihren jeweiligen Behandler oder direkt per Post an das Forschungsteam retournieren. Die Resultate werden in einer zentralen Datenbank erfasst. Der Hausarzt oder die Hausärztin erhält eine schriftliche Benachrichtigung, falls der EPDS-Score bei 13 oder höher liegt.

3. Fortbildung für interessiertes Gesundheitspersonal

In jedem teilnehmenden Krankenhaus werden Fortbildungsseminare angeboten. In diesen Seminaren wird der Zweck des Screenings beschrieben, man bearbeitet die Möglichkeiten, Depressionen zu erkennen, die damit verbundenen Probleme werden ebenso diskutiert wie die Frage, wie Krankenhauspersonal am besten mit depressiven Frauen umgeht. Während des Projektzeitraums werden diese Seminare mindestens zweimal jährlich angeboten. Fortbildungsangebote gibt es auch für HausärztInnen und für die Mutter-Kind-Schwestern, wobei es hier vor allem um Information über Behandlungsstrategien geht. Im Rahmen des Programms wurden Richtlinien für Fortbildungsmaßnahmen entwickelt.

4. Gezielte Interventionen

Zusätzlich zu den bundesweiten Informationsbroschüren hat jeder Bundesstaat spezifische Interventionspakete entwickelt. Dabei ging es

einerseits darum, bestehende Ressourcen in die Interventionen zu integrieren, aber andererseits auch darum, durch den Vergleich verschiedener Interventionsmaßnahmen herauszufinden, welche sich besonders
eignen und auch praktikabel in der Umsetzung sind. Die speziellen
Initiativen sind:

- Victoria: Entwicklung von Informationsmaterialien zum Thema „Vorbereitung auf die Elternschaft.
- New South Wales: Entwicklung von speziellen Informationsmaterialien für Frauen mit postpartaler Depression und unterschiedlichen
  kulturellem und sprachlichem Hintergrund.
- Western Australia: Awareness-Initiativen für schwangere Frauen und
  für Familien mit Mehrlingsgeburten sowie für Personen und Organisationen, die als Anlaufstelle für solche Familien dienen können.
- South Australia: Einbeziehung der männlichen Partner durch Sensibilisierung für die Entdeckung von Depression bei ihren Partnerinnen
  und den Zugang zu entsprechenden Anlaufstellen.
- Queensland: Spezielle Fortbildungsmaterialien für Personal in Gesundheitsberufen, das in ländlichen isolierten Regionen tätig ist, und
  kultursensitive Fokusgruppen für indigene Frauen.

Awareness und Destigmatisierung

Die Förderung von Verständnis und die Sensibilisierung für Fragen von
perinataler Depression in der Allgemeinbevölkerung und Fachkreisen
gehört zu den Prioritäten des Programms. Um das zu erreichen, hat das
Programm verschiedene Ansätze:

- Fortbildung für Gesundheitsberufe
- Die Entwicklung von Informations- und Promotionsmaterial – eine
  Broschüre über postpartale Depression, ein Flugblatt, eine Reihe von
  Plakaten und eine Website
- Aktive Teilnahme in Gemeinschaftseinrichtungen
- Präsentationen bei nationalen und internationalen wissenschaftlichen
  Kongressen

Informations- und Promotionsmaterial

Informationsbroschüre zur postpartalen Depression: „Emotional Health During Pregnancy and Early Parenthood"

Die Informationsbroschüre „Emotional Health During Pregnancy and
Early Parenthood" wird allen Frauen überreicht, die während ihrer
Schwangerschaft eine Behandlungs- oder Beratungseinrichtung aufsu-

chen, unabhängig davon, ob sie am Screening teilnehmen oder nicht. Die Broschüre basiert auf „Childbirth Stress & Depression – Information Booklet" von *Sherryl Pope* und *Julie Watts*; und der Publikation „Postnatal Depression – The Inside Story" von *Jeannette Milgrom, Carol Richards* und *Jennifer Ericksen*. Ziel dieser Broschüre ist es, Frauen über prä- und postpartale Depression zu informieren. Unter anderem werden folgende Themen angesprochen: Gewöhnung an die Elternschaft, Depression während der Schwangerschaft, Ursachen für Depressionen, Anlaufstellen und Hilfe. Die Broschüre enthält auch eine auf den jeweiligen Bundesstaat abgestellte Liste von Anlauf- und Informationsstellen, an die sich Betroffene Frauen und ihre Familien wenden können. Eine spezielle Version der Broschüre wurde für Familien mit Mehrlingsgeburten entwickelt. Diese Publikation beruht grundsätzlich auf den Inhalten der Basisversion, enthält aber zusätzlich einige Themen, die mit Mehrlingsgeburten zusammenhängen, etwa In-vitro-Fertilisation, die Auswirkungen von Mehrlingsgeburten auf ältere Geschwister oder Fragen im Zusammenhang mit längeren Krankenhausaufenthalten. Diese Broschüre wurde mit der Unterstützung Australia Multiple Birth Association (AMBA) entwickelt.

Ein wichtiger Aspekt des Programms ist auch die Information von Frauen und ihren Familien mit unterschiedlichem kulturellen und sprachlichen Hintergrund. In diesem Zusammenhang hat das Programm eng mit einer Reihe von Organisationen zusammengearbeitet, um Informationsmaterialien in den folgenden Sprachen zu entwickeln: Vietnamesisch, Arabisch, Deutsch, Griechisch, Bosnisch, Chinesisch, Kroatisch, Farsi, Indonesisch, Japanisch, Kambodschanisch, Koreanisch, Lao, Mazedonisch, Pondjabi, Serbisch, Spanisch, Thai und Türkisch.

Informationsflugblatt

Die Informationsbroschüre über postpartale Depression hat zwar enormen Anklang gefunden, es hat sich aber herausgestellt, dass das Format nicht immer geeignet ist. Eine Reihe von Organisationen hat eine Kurzversion angefordert, die leicht und niederschwellig verteilt werden kann. Aus diesem Grund wurde aus der Broschüre eine spezielle Kurzfassung in Form eines Flugblattes produziert. Inhaltlich geht das Flugblatt insbesondere auf folgende Themen ein: Unterschied zwischen postpartaler Depression und dem Baby-Blues, was kann man tun wenn man an postpartaler Depression leidet, wie können Partner helfen und wo gibt es Hilfe. Durch dieses Instrument ist eine zusätzliche breitere Verteilung von Informationen gewährleistet.

Richtlinien für Depressionsmanagement

Ein wichtiger Ansatzpunkt des Programms ist die enge Zusammenarbeit mit HausärztInnen, die perinatale psychische Veränderungen ihrer Patientinnen gut beobachten können. In diesem Zusammenhang haben sich allerdings eine Reihe von Schwierigkeiten ergeben:

1. Viele HausärztInnen haben keine oder wenig Erfahrung im Zusammenhang mit psychischen Erkrankungen.
2. AllgemeinmedizinerInnen mit einer gewissen Erfahrung im Zusammenhang mit psychischen Erkrankungen haben allerdings oft keine Erfahrung mit den spezifischen perinatalen psychischen Erkrankungen.
3. Im Zusammenhang mit psychischen Erkrankungen während der Schwangerschaft und nach der Geburt ergeben sich spezielle Herausforderungen für Behandler, insbesondere der Einsatz von Medikamenten in dieser Phase. Im Rahmen des Programms wurden diese Schwierigkeiten erkannt und deshalb spezielle Leitlinien für AllgemeinmedizinerInnen entwickelt, um diesen das Management von perinatalen Depressionen zu erleichtern. Diese Leitlinien umfassen folgende Themen: Diagnose von Depression einschließlich der DSM-IIII-Kriterien, wesentliche Risikofaktoren für postpartale Depression, die Entwicklung eines geeigneten Behandlungsplans, die Frage der Überweisung an Psychiater, die Frage des Einsatzes von Medikamenten, die Mobilisierung von Partnern und Familien zur Unterstützung betroffener Frauen, die unterschiedlichen Unterstützungmöglichkeiten und Anlaufstellen für Betroffene.

Leitlinie zur Verwendung der Edinburgh Postnatal Depression Scale (EPDS)

Ein anderes Problem, das sich im Zuge des Programms gezeigt hat: Die erfolgreiche Entdeckung von peripartalen psychischen Problemen wird dann behindert, wenn die in den Gesundheitsberufen tätigen Personen nicht ausreichend mit der Verwendung von Screeninginstrumenten für Depressionen vertraut sind. Insbesondere im Zusammenhang mit der EPDS hat sich hier Handlungsbedarf ergeben. Zwar hat eine Mehrheit der Fachpersonen von der EPDS bereits gehört, viele von ihnen wissen aber nicht wie man das Instrument einsetzt oder die Ergebnisse interpretiert. Deshalb wurde im Rahmen des Programms ein spezieller Leitfaden für die Anwendung des Fragebogens entwickelt. Dieser Leitfaden stieß auf breite Akzeptanz in Fachkreisen.

Plakate

Im Rahmen des Programms wurde auch eine Serie von drei Plakaten produziert, die breite Verteilung fand: In Spitälern, bei Allgemeinmedizinern, bei Mutter-Kind-Zentren, auf Universitäten, oder in Schulen. Die Wirkung dieser Poster wird zwar nicht im Rahmen des Programms evaluiert, anekdotische Erfahrungen zeigen aber, dass sie ein hilfreiches Tool sind, um das Problem peripartaler Depressionen in einer nicht konfrontativen Weise zu thematisieren. Möglicherweise könnte es sich als nützlich herausstellen, die Plakate noch weiter zu modifizieren, etwa indem zusätzliche Informationen wie typische Symptome angeführt werden.

Die Website – www.beyondblue.org.au/postnataldepression

Die Website ist ein wichtiger Teil der Aktivitäten von beyondblue und dem Programm. Die Präsenz des Programms im Internet ist nicht nur für Australien selbst wichtig, sie erlaubt es auch Interessierten, insbesondere Wissenschaftern aus anderen Ländern, sich umfassend über die Ansätze unseres Programms zu informierern.

Schlussfolgerung

Das beyondblue National Postnatal Depression Program ist eine öffentliche Gesundheitsinitiative mit einer Laufzeit von vier Jahren. In dieser Dimension ist das Programm auch im internationalen Vergleich einzigartig. Die Initiative zielt darauf ab, ein Screeningprogramm zu entwickeln und zu evaluieren, das bestehende Ressourcen der Gesundheitsversorgung nutzt und dazu beiträgt, Frauen mit einem Risiko für prä- oder postnatale Depression zu identifizieren. Darüber hinaus soll das Programm zu einem besseren allgemeinen Verständnis für Depression beitragen, die Partnerschaft zwischen Frauen und ihren BehandlerInnen stärken, und die Diagnose und Behandlung von Depression verbessern. Das beyondblue National Postnatal Depression Program bietet einen innovativen und einzigartigen Ansatz, gynäkologische und postpartale Betreuung in einem ganzheitlichen Sinn zu verbessern, indem der Nutzen und die Probleme von breit angelegten Screeningmaßnahmen für prä- und postpartale Depression evaluiert werden. Gerade weil solche Screeningmaßnahmen auch im internationalen Maßstab kontroversiell diskutiert werden, geht daher der Nutzen weit über Australien hinaus.

Literatur

Andrews G, Slade, T (2001) Interpreting scores on the Kessler psychological distress scale (K10). Aust NZ J Public Health 25: 494–497

Austin MP, Lumley J (2003) Antenatal screening for postnatal depression: a systematic review. Acta Psychiatr Scand 107: 10–17

beyondblue: than national depression initiative. www.beyonddblue.org.au. Accessed 2 June 2005

Buist A (1998a) Childhood abuse and postpartum depression: a literature review of association. Austr NZ J Psychiat 32: 370–378

Buist A (1998b) Childhood abuse, parenting and postpartum depression. Aust NZ J Psychiat 32: 479–487

Buist A, Barnett B (1995) Childhood sexual abuse: a risk factor for postpartum depression? Aust NZ J Psychiat 29: 604–608

Buist A, Janson H (2001) Childhood abuse, parenting and postpartum depression: a three year follow up study. Child Abuse Neglect 25: 909–921

Buist A, Barnett B, Milgrom J, et al (2002) To screen or not to screen – that is the question in perinatal depression. Med J Austr 177: 101–105

Boyce P, Parker G, Barnett B, Cooney M, Smith F (1991) Personality as a vulnerability factor to depression. Br J Psychiat 159: 106–114

Boyce P, Stubbs J, Todd A (1993) The Edinburgh postnatal depression scale: validation for an Australian sample. Aust NZ J Psychiat 27: 472–476

Cooper L, Murray L, Hooper R, West A (1996) The development and validation of a predicitive index for postpartum depression. Psychol Med 26: 627–634

Cox J, Holden J, Sagovsky R (1987) Detection of postnatal depression: development of a 10 item postnatal depression scale. Br J Psychiat 150: 782–786

Cox J, Holden J (eds) (1994) Perinatal psychiatry; use and misuse of the Edinburgh postnatal depression scale. Gaskell, London

Dennerstein L, Lehert P, Riphagen F (1989) Postnatal depression: risk factors. J Psychosom Obstet Gynaec 10: 53–67

Forman DN, Videbach P, Hedegaard M, Dalby Salvig J, Secher NJ (2000) Postpartum depression: identification of women at risk. Br J Obstet Gynec 107: 1210–1217

Goering P, Lancee W, Freeman W (1992) Marital support and recovery from depression. B J Psychiat 160: 76–82

Hearn G, Iliff A, Jones I, Kirby A, Ormiston P, Parr P, Rout J, Wardman L (1998) Postnatal depression in the community. Brit J Gen Pract 48: 1064–1066

Hickie IB, Davenport TA, Naismith SL, Scott EM (2001a) A national depression project. Med J Austr [Suppl 175]: 4

Hickie IB, Davenport TA, Hadzi-Pavlovic D, Koschera A, Naismith SL, Scott EM, Wilhelm K (2001b) Development of a screening tool for common mental disorders in general practice. Med J Austr [Suppl 175]: 10

Kendell RE, Chalmers JC, Platz C (1987) Epidemiology of puerperal psychosis. Br J Psychiat 150: 662–673

Kumar R, Robson K (1984) A prospective study of emotional disorder in childbearing women. Br J Psychiat 144: 35–47

Lumley J (1990) Having a baby in Victoria: final report of the ministerial review of birthing services in Victoria. Health Dept of Vicoria

Meares R, Grimwade J, Wood C (1976) A possible relationship between anxiety in pregnancy and postnatal depression. J Psychosom Res 20: 605–610

Matthey S (2004) Detection and treatment of postnatal depression (perinatal depression or anxiety). Curr Opin Psychiat 17: 21–29

Murray L, Cox J (1990) Screening for postnatal depression during pregnancy and after with the Edinburgh postnatal depression scale. J Reprod Infant Psychol 8: 99–107

Murray L, Carothers AD (1990) The validation of the Edinburgh postnatal depression scale on a community sample. Br J Psychiat 157: 288–290

O'Hara MW, Rehm LP, Campbell SB (1983) Postpartum depression: a role for social network and life stress variables. J Nerv Ment Dis 171: 336–341

O'Hara MW, Swain AM (1996) Rates and risk of postpartum depression – a meta analysis. Int Rev Psychiat 8: 37–54

Posner NA, Unterman RR, Williams KN, Williams GH (1997) Screening for postpartum depression. An antepartum questionnaire. J Reprod Med 42: 207–215

Robinson GE, Stewart DE (1986) Postpartum disorders. Can Med Assoc J 134: 31–37

Shakespeare J (2001) Evaluation of screening for postnatal depression against the NSC handbook criteria. Prepared for working party. June 2001 www.nelh.nhs.uk/screening_pps/postnatal_depression.html

Small R, Astbury J, Brown S, Lumley J (1994) Depression after childbirth. Does social context matter? Med J Austr 161: 473–477

Tonge, BJ (1984) Postnatal mood state, mother-child interaction and child development. Doctorial Thesis, University of Melbourne

Varnavides K (1988) Depression during pregnancy and postpartum. Masters Thesis, University of Melbourne

JOHANNES BITZER, JUDITH ALDER

Postpartale Depression –
Darauf sollten GynäkologInnen achten

══ Einleitung

In den meisten europäischen Ländern gehört die postpartum Kontrolle durch den Gynäkologen/die Gynäkologin zum Behandlungsstandard in der Schwangerschaft. Damit bietet diese Konsultation, die in der Regel sechs Wochen nach der Geburt stattfindet, neben der körperlichen Untersuchung eine wichtige Gelegenheit für die Einschätzung der psychischen Befindlichkeit der Mutter. Während Stimmungsschwankungen, die im Rahmen eines Postpartum Blues auftreten, innerhalb von zwei Wochen postpartal abklingen, sind depressive Verstimmung, ausgeprägte Überforderung, Ängstlichkeit oder zwanghaftes Verhalten mögliche Hinweise für das Vorliegen einer postpartalen Depression.

Die postpartale Depression definiert sich nach DSM IV entsprechend der Major Depression mit der Zusatzcodierung mit postpartalem Beginn, wobei der Beginn der Episode innerhalb von vier Wochen nach der Entbindung liegt. Im ICD 10 wird die postpartale Depression im Abschnitt F3 (affektive Störungen) erfasst, der definierte Zeitraum, in der die Störung auftritt, ist innerhalb von sechs Wochen nach der Geburt. Im weiteren Sinne handelt es sich in diesem Sinne um eine reaktive depressive Störung, wobei das kritische Lebensereignis Geburt Auslöser der Störung ist. Der Beginn der Störung manifestiert sich jedoch sehr unterschiedlich. Nicht alle Patientinnen entwickeln innerhalb dieser vier bis sechs Wochen depressive Symptome, und die schleichende Entwicklung der Störung macht es für die Betroffenen häufig schwierig, retrospektiv den genauen Beginn anzugeben.

Verschiedene Studien haben gezeigt, dass sich eine Depression, die während der Schwangerschaft vorliegt, häufig auch postpartal manifestiert. Dennoch ist die Anzahl der Frauen, die innerhalb der ersten fünf Wochen postpartal eine affektive Störung entwickeln, dreimal höher

als in einer nichtschwangeren Kontrollgruppe. Die Angaben zur Häufigkeit der postpartalen Depression schwanken zwischen 6 bis 22 Prozent je
nach diagnostischen Kriterien und Beobachtungszeitraum. *O'Hara* und
Swain (1996) fanden in ihrer Metaanalyse eine Prävalenzrate für postpartale Depressionen von 13 Prozent.

Für die Früherkennung einer postpartalen Depression sind für GynäkologInnen die sogenannten unspezifischen Zeichen wichtig: Patientinnen weisen häufig somatische Symptome auf wie

– Schlafstörungen,
– Energielosigkeit,
– Appetitlosigkeit und schneller Gewichtsverlust
– und gastrointestinale Beschwerden.

Auf psychischer Ebene manifestieren sich Ängstlichkeit, teilweise verbunden mit Panikattacken, Irritierbarkeit oder Wut, Schuldgefühle, das
Gefühl der Überforderung und Unfähigkeit, für das Kind zu sorgen,
Selbstvorwürfe, keine gute Mutter zu sein, und mangelnde Bindung an
das Kind, was wiederum zu Schuldgefühlen und Selbstvorwürfen führt.
Auch Zwangsgedanken können auftreten, häufig mit dem Inhalt, dem
Kind Schaden zuzufügen, wobei diese Gedanken von der Betroffenen als
unlogisch und intrusiv wahrgenommen werden und daher bei Ausschluss einer psychotischen Entwicklung in der Regel nicht prädiktiv
sind für eine drohende Kindsschädigung. Für die Patientin steht häufig
nicht der depressive Affekt im Vordergrund, sondern sie schildert beispielsweise Angst- oder Panikzustände. Da verschiedene Symptome in
unterschiedlicher Ausprägung auch typisch sein können für einen nichtpathologischen postpartalen Verlauf, ist eine genaue Evaluation der präsentierten Symptome sehr wichtig.

Dies ist vor allem daher bedeutsam, da Mütter von Neugeborenen, die
Väter, das Umfeld und letztlich auch die Gesellschaft die Erwartung
haben, dass die postpartale Zeit eine besonders glückliche Phase darstellen sollte. Dies führt dazu, dass Symptome nicht wahr- oder ernstgenommen werden und die Betroffenen aufgrund von Schuldgefühlen, nicht in
dieses glückliche Bild zu passen, sich mit ihren Schwierigkeiten nicht
frühzeitig Hilfe holen.

In diesem Sinne kommt dem ärztlichen Gespräch bei der Früherkennung der Störung eine wichtige Funktion zu. Häufig besteht aufgrund
der Betreuung während der Schwangerschaft eine gute Arzt/Ärztin-Patientinnen-Beziehung und ein stabiles Vertrauensverhältnis. Dieses kann
für die genaue Exploration und Einschätzung der Symptome genutzt
werden. Das frühzeitige Intervenieren beim Vorliegen von Anzeichen
auf eine beginnende depressive Störung durch den Gynäkologen/die
Gynäkologin kann eine Exazerbation der Symptomatik verhindern.

Im Folgenden werden die entsprechenden Beratungsschritte darge-stellt, gleichzeitig wird auf die Indikationskriterien für die Überweisung in eine psychologische/psychiatrische Betreuung eingegangen.

Beratungsprozess in der ambulanten gynäkologischen Nachsorge

Der Beratungsprozess in der ambulanten gynäkologischen Nachsorge stellt sich mehrstufig dar. Idealerweise erfasst ein Screening in einer ersten Stufe alle Frauen, die sich zur postpartal Kontrolle vorstellen. In einem zweiten Schritt soll die Patientin über mögliche psychische Kom-plikationen der Postpartalzeit aufgeklärt werden (Psychoedukation). Bei symptomatischen Patientinnen erfolgt in einem nächsten Schritt eine engmaschigere Betreuung, in der Veränderungs- und Entlastungsmög-lichkeiten gesucht und umgesetzt werden. Falls diese in nützlicher Frist zu keiner Besserung der Symptomatik führen, resp. unter Berücksichti-gung der unter 2.4 beschriebenen Kriterien ist eine Überweisung an eine entsprechende Fachkraft indiziert. Tabelle 1 gibt einen inhaltlichen Überblick über den Beratungsprozess, Abb. 1 stellt den Ablauf des Be-ratungsprozesses dar.

Screening

In erster Linie stehen das ärztliche Gespräch und die Anamnese der Patientin. Vor der körperlichen postpartal Kontrolle wird im Rahmen des Gespräches zuerst mittels offener Fragetechnik die Befindlichkeit der Patientin erfragt, und danach, auch bei gutem Allgemeinbefinden, ge-

Tabelle 1. Inhalte des Beratungsprozesses in der postpartal Zeit

Stufe	Inhalt
Screening	Anamnese, EPDS
Psychoedukation	Informationsvermittlung zu Symptomen, Verlauf, Behandlungsmöglichkeiten
Bewältigungsorientierte Beratung	Identifikation von Belastungsfaktoren, Suche und Einsatz von Entlastungs-möglichkeiten, ev. Paargespräch, Ver-netzung der Patientin im Mutter-Kind-Bereich
Überweisung	Evaluation der Ausprägung und Ver-änderbarkeit der Symptomatik, ev. Er-arbeiten einer Behandlungsmotivation, enge Zusammenarbeit mit Psychologe/ Psychiater

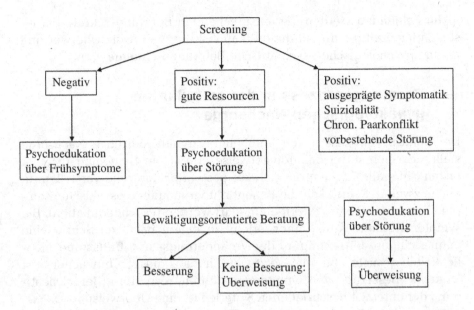

Abb. 1. Ablauf des Beratungsprozesses

zielt nach einzelnen Symptomen gefragt. Für das Gespräch gelten die grundsätzlichen Kommunikationsregeln der patientinnenzentrierten Kommunikation, wie z.B. das Ankündigen von Gesprächsinhalten: „Viele Frauen berichten in der Zeit nach der Geburt über körperliche oder psychische Beschwerden wie z.B. Schlafstörungen oder Stimmungsschwankungen. Ich werde Ihnen daher nun noch einige Fragen zu Ihrem Allgemeinbefinden stellen."

Dabei soll gezielt nach folgenden Symptomen gefragt werden:

– Gastrointestinale Beschwerden
– Schlaf- und Appetitstörungen und Müdigkeit
– Stimmungsschwankungen
– Energielosigkeit
– Reizbarkeit
– Ängste, Irritierbarkeit und Wut
– Gefühl, sich nicht richtig freuen zu können, und Schuldgefühle

Weiters soll das aktuelle Gewicht in Relation gestellt werden zum Gewicht vor der Geburt und bei symptomatischen Patientinnen eine erweiterte Erfassung von Faktoren wie Partnerschaft, finanzielle Situation, soziale Ressourcen und Unterstützung durch Familie und Bekannte erfolgen.

Es gibt verschiedene Risikofaktoren, die mit einer erhöhten Wahrscheinlichkeit für die Entwicklung einer postpartalen Depression assoziiert sind. Diese sind u.a.:

- Depression in der Vorgeschichte, v.a. in der Schwangerschaft
- Paarkonflikt
- Mangel an sozialer Unterstützung
- Mangel an emotionaler und finanzieller Unterstützung durch Partner
- Alleinerziehend
- Ungewollte Schwangerschaft
- Fehlgeburt in der Anamnese
- Negatives Lebensereignis in den vergangenen 12 Monaten
- Stressoren verbunden mit der Kindsbetreuung

Als hilfreiches und validiertes Screeningtool eignet sich die Edinburgh Postnatal Depression Scale (EPDS), welche auch auf Deutsch vorliegt und im Anhang abgebildet ist. Der Fragebogen umfasst zehn Fragen, für welche ein Summenwert berechnet wird. Die Autoren geben als optimalen Schwellenwert für die Diagnose einer depressiven Störung einen Wert von 9.5 an. Das heißt, dass ein Score von mindestens 10 auf das Vorliegen einer depressiven Störung hinweist, was ein tieferer Wert darstellt als in der englischen Version des Fragebogens angegeben wird ($\geq$12). Es ist auf jeden Fall zu bedenken, dass es sich bei der EPDS um ein Screening-Instrument handelt. Die Diagnose einer postpartalen Depression sollte nicht einzig auf einem erhöhten Summenwert in dieser Skala basieren, dieser sollte jedoch Anlass sein für eine genauere Abklärung. Bisher liegen noch keine Ergebnisse vor über die Akzeptanz der EPDS als routinemässig eingesetztes Screening Instrument in der postpartalen Kontrolle.

Psychoedukation

Da sich eine postpartal auftretende affektive Störung auch erst im weiteren Verlauf entwickeln kann, ist es wichtig, auch eine asymptomatische Mutter unter Berücksichtigung der o.g. Risikofaktoren über die wichtigsten Symptome zu informieren. Damit kann sie auf Frühwarnzeichen achten und frühzeitig Hilfe suchen, womit sich eine Exazerbation der Symptomatik häufig verhindern lässt. Ebenso soll eine Schwangere mit einer depressiven Störung in der Anamnese mit/ohne postpartalem Auftreten, schon in der Schwangerschaft darüber aufgeklärt werden und bezüglich einer Rückfallprophylaxe beraten werden. Es zeigt sich aber, dass die Informationsvermittlung über die Störung in der Schwangerschaft als Präventionsmaßnahme nicht ausreicht, sondern dass effektivere Methoden gefordert sind.

Für Mütter, die in der postpartal Periode erstmals durch depressive Symptome auffallen, ist es häufig entlastend, diese aufgrund der erhaltenen Informationen besser einordnen zu können. Gerade die Information, dass Schuldgefühle, Überforderung oder Entfremdungsgefühle zum Stö-

rungsbild gehören können, führt bei vielen Betroffenen zu einer Entlastung. Dabei ist der Patientin verständlich zu machen, dass es sich bei der postpartalen Depression um eine Erkrankung handelt und nicht um ein Versagen in ihrer Rolle als Mutter.

—— Bewältigungsorientierte Beratung

Bei milderen Formen der postpartalen Störung sowie bei guten sozialen und intrapsychischen Ressourcen der Patientin und einer tragfähigen Arzt/Ärztin-Patientinnen-Beziehung kann eine gezielte Beratung durch den Gynäkologen/die Gynäkologin eine erste hilfreiche Unterstützung sein.

In einem ersten Schritt geht es darum, die Belastungsfaktoren der Patientin zu verstehen. Neben gestörtem Nachtschlaf und wenig Erholungsmöglichkeiten tagsüber sind dies häufig eine Überforderung durch den Mangel an Unterstützungsangeboten in der Bewältigung des Alltags. So kann der Alltag so aussehen, dass die Mutter neben Stillen, Kindspflege und Haushalt es erst gegen Mittag schafft, sich selbst anzuziehen, und dann schnell überfordert wird, wenn sie das Kind zu einem festen Termin bereit machen muss und daneben noch einzukaufen hat. Die Suche und Organisation von Unterstützung bei der Bewältigung des Alltags stellt daher neben der Sicherstellung von genügend Nachtschlaf eine wichtige Intervention in der Beratung dar.

Depressive Mütter weisen eine schlechtere Schlafqualität und Schlafeffizienz auf und berichten über mehr Schlafunterbrechungen als nicht depressive Mütter. Die Gewährleistung von Ruhe und Erholung stellt daher eine wichtige Intervention dar. Das Paar sollte diesbezüglich beraten werden und Problemlösungen sollen gesucht werden, z.B. für das Stillen während der Nacht oder Störungen durch Weinen des Kindes. Dabei ist natürlich zu bedenken, dass sich auch Väter in einem Erschöpfungszustand befinden können und die Entlastung eventuell über weitere Personen erfolgen muss.

Der Arzt/die Ärztin informiert das Paar zudem über die vorhandenen Hilfsangebote für junge Familien für die Entlastung im Alltag. Häufig ist es notwendig, mit entsprechenden Stellen direkt Kontakt aufzunehmen oder eine Haushaltshilfe zu organisieren. Gleichzeitig soll die Mutter im Mutter-Kind-Bereich vernetzt werden. Wie bei der nicht-postpartalen Depression ist eine bessere Strukturierung der Patientin durch den Einbau von geplanten Aktivitäten für eine Besserung der Symptomatik zentral. Durch die Planung von kind-spezifischen Aktivitäten wie der Besuch einer Mutter-Kind-Gruppe kann einerseits die Bindung zum Kind verbessert werden, gleichzeitig kann die Mutter durch Gespräche mit „Mitbetroffenen" Entlastung finden.

___ Überweisung

Wenn die Symptome nach einigen Beratungsgesprächen persistieren, bei stark ausgeprägter Symptomatik, einem Mangel an Ressourcen, weiteren Belastungsfaktoren, einem chronischen Paarkonflikt und selbstverständlich auf Wunsch der Patientin ist die Überweisung in eine geeignete psychiatrisch/psychologische Behandlung indiziert.

Bisher liegen einzelne Studien zur Effektivität von spezifischen psychotherapeutischen Ansätzen vor. So konnten die Studien von *Appleby* et al. (1997) und *Chabrol* et al. (2002) die Wirksamkeit der kognitiv-behavioralen Therapie (CBT) für die Behandlung der postpartalen Depression nachweisen. Dabei war bei *Appleby* et al. die Verbesserung der Symptomatik gleich ausgeprägt wie bei einer Gruppe von Patientinnen, die mit Fluoxetin behandelt wurden. Vergleichbar zur CBT wirkt sich auch die Interpersonelle Psychotherapie (IPT) positiv auf depressive Symptome aus und führt zu Verbesserungen in der sozialen Anpassung.

Der Vorteil von gruppentherapeutischen Ansätzen liegt darin, dass sozial isolierte Frauen über die Behandlung Kontakte knüpfen können zu anderen Müttern. Beim Vorliegen von Paarkonflikten ist bei der Überweisung zudem an eine Paartherapie zu denken. Die Zeit nach der Geburt kann die partnerschaftlichen Stressbewältigungsstrategien stark strapazieren und sich negativ auf die partnerschaftliche Kommunikation auswirken. Für die Verbesserung des Umgangs mit Belastungen in der Partnerschaft liegen evaluierte Behandlungskonzepte vor.

Eine Überweisung in eine Psychotherapie sollte mit der Patientin gut abgesprochen und vorbereitet werden. Der Gynäkologe/die Gynäkologin informiert über Behandlungsangebote, unterstützt die Patientin darin, verschiedene Behandlungsmöglichkeiten abzuwiegen (biologisch/psychologisch) und steht in engem Kontakt mit den Nachbehandelnden.

=== Medikamentöse Behandlung

Bei der Auswahl der medikamentösen Therapie geht es zunächst um die Frage, ob die Patientin stillt oder nicht stillt.

___ Antidepressive Medikation bei nicht stillenden Frauen

Wenn die Patientin nicht stillt, wird sich die Wahl des Medikamentes nach den üblichen Selektionskriterien bei der nonpuerperalen Depression (Depression, die nicht im Wochenbett auftritt) richten. Wenn es sich bei der postpartalen Depression eher um ein Rezidiv als um eine Erstepisode handelt, dann können Wirksamkeit und Verträglichkeit einer vorangegangenen Medikation wichtige Hinweise bieten.

Bei denjenigen Patientinnen, bei denen eine Depression bereits in der Schwangerschaft diagnostiziert und behandelt worden war, muss in der postpartalen Zeit eine erneute Evaluation durchgeführt werden, insbesondere auch im Hinblick auf die Dosierung einer bereits begonnenen Medikation. Ganz unterschiedliche Verläufe sind bekannt: Von einer vollen Remission kann es bis zu einer erneuten schweren depressiven Symptomatik kommen, die eine Anpassung der Dosis erforderlich macht.

Zu beachten ist, dass das Suizidrisiko nach Beginn einer Medikation gesteigert sein kann. Deshalb sollte ein bis zwei Wochen nach Beginn einer antidepressiven Therapie ein weiterer Termin mit der Patientin stattfinden.

Der Geburtshelfer / die Geburtshelferin sollte mit zwei oder drei Antidepressiva im Sinne der First Line Behandlung vertraut sein. Wenn Angstzustände und Schlaflosigkeit Leitsymptome darstellen, sollten Benzodiazepine in Kombination mit einem Antidepressivum für die ersten zwei bis vier Wochen angewandt werden, z.B. Clonazepam 0,5–1,5 mg/die oder Lorazepam 0,5–2 mg/die in geteilten Dosen. Wegen des Abhängigkeitspotenzials dieser Medikation sollte die niedrigstmögliche Dosis verwendet werden und eine sorgfältige Überwachung erfolgen.

Als Antidepressivum wird ein selektiver Serotonin Reupdate Inhibitor oder eine Serotonin Norepinephrin Reupdate Inhibitor als First Line Medikation empfohlen.

Dosierungsbeispiele

Paroxetin 10–20 mg, Zitalopram 10–20 mg, Escitalopram 10 mg, Sertralin 25 mg, Fluoxetin 10–20 mg, Fluvoxamin 25–50 mg während etwa einer Woche und dann langsames Steigern bis zur vollen Wirkungsdosis. Therapeutische Dosen in den meisten Fällen sind 20–60 mg Paroxetin, 20–60 mg Zitalopram, 10–30 mg Escitalopram, 50–200 mg Sertralin, 100–300 mg Fluvoxamin und 20–40 mg Fluoxetin.

Venlafaxin steht als Retardform zur Verfügung. Die initiale Dosis ist Venlafaxin XR 37,5 mg/die für eine Woche, danach Anstieg auf 75 mg/die. Die therapeutische Dosis liegt bei 75–300 mg/die. Ein kleiner Teil der Patientinnen zeigt einen BD-Anstieg.

Nebenwirkungen von Antidepressiva

Unruhe, Zittrigkeit, Agitiertheit, Kopfschmerzen, gastrointestinale Symptome und Insomnia sind übliche Nebenwirkungen bei SSRI (Selektive Serotonin- Wiederaufnahmehemmer) und SNRI (Serotonin-Noradrenalin-Wiederaufnahmehemmer). Eine weitere mögliche Nebenwirkung besteht in der Orgasmushemmung. Die Kombination mit Bupropion (75–

150 mg/die) in geteilten Dosen oder Buspirone (15–30 mg 2 x täglich) mildern evt. die sexuellen Nebenwirkungen.

Bei einigen Frauen sind trizyklische Antidepressiva wirksamer als die serotoninergen Antidepressiva. Typische Nebenwirkungen der TCAs sind trockener Mund, Sehstörungen, Verstopfung, Übelkeit, Urinretention und Tachykardie. Eine weitere mögliche Nebenwirkung ist die orthostatische Hypotension.

___ Antidepressive Medikation bei stillenden Frauen

In den letzten Jahren haben die Erfahrungen mit SSRIs bei stillenden Frauen deutlich zugenommen. Die wachsende Database ist beruhigend. Über Fluoxetin liegen die meisten Studien vor. Sowohl Observationsstudien als auch kontrollierte Studien fanden keine negativen Wirkungen auf die Neugeborenen. In Einzelfallberichten wird von einer verminderten Gewichtszunahme der Neugeborenen berichtet.

Zu den anderen Medikamente (Sertralin, Paroxetin, Fluvoxamin, Citalopram, Bupropion, Nefazodon, Venlafaxin) liegen weniger ausgedehnte Studien vor. Bei Paroxetin wurden nur sehr geringe Spiegel bei den Neugeborenen gefunden. Ebenso bei Fluvoxamin ohne adverse effects, ohne ungünstige Nebenwirkungen auf die Kinder.

Die neuromotorische Entwicklung bei Citalopramanwendung der Neugeborenen war am Ende eines Jahres unauffällig.

Auch Venlafaxin wurde in geringen Mengen beim Kind nachgewiesen ohne klinische Nebenwirkungen bei den Neugeborenen.

Nach wie vor bleibt jedoch festzuhalten, dass gut geplante größere Studien notwendig sind, um die Langzeitwirkungen von Antidepressiva auf die kindliche Entwicklung zu evaluieren.

Bei den trizyklischen Antidepressiva werden sehr unterschiedliche Konzentrationen gemessen, jedoch wurden keine negativen klinischen Wirkungen festgestellt.

Die Anwendung von Benzodiazepinen bei stillenden Müttern sollte mit Vorsicht geschehen. Es gibt die Gefahr einer stärken Sedation und eines Entzugs bei den Neugeborenen. Niedrige Dosen von Medikamenten ohne aktiven Metaboliten wie Clonazepam oder Lorazepam werden empfohlen.

___ Hormontherapie

Die Gabe von langzeitwirksamen Gestagenen wie DMPA (Depot Medroxyprogesteron Acetat) zur Kontrazeption 48 Stunden nach einer Geburt erhöhte das Risiko der postpartalen Depression in einer Studie bei 180 Frauen. Ob die Gabe des natürlichen Progesterons z.B. als orale oder

vaginale Therapie einen signifikanten antidepressiven Effekt aufweist, muss noch in kontrollierten Studien nachgewiesen werden. Der leicht sedierende psychotrope Effekt des Progesterons könnte sich als günstig erweisen, insbesondere bei einer ausgeprägten Angstsymptomatik kombiniert mit Schlafstörungen.

Die Dosis-angepasste Gabe von Östradiol transdermal führte zu einer klinischen Besserung in einer Placebo kontrollierten Studie bei 36 Frauen, verglichen mit 28 Frauen in der Kontrollgruppe. Beider Gruppen waren jedoch mit Antidepressiva vorbehandelt. Östrogen könnte sich in der Zukunft als ein nützliches Instrument bei der Behandlung insbesondere von Frühsymptomen eventuell als Kurzzeittherapie bewähren.

Für alle genannten Therapien sollte der klinische Response innerhalbvier bis sechs Wochen beobachtet werden. Die Behandlung sollte für wenigstens zwölf Monate nach voller Remission der Depression fortgesetzt werden, um das Risiko des Rückfalles zu mindern. Sollte die Patientin auf, einer Beendigung der Therapie bestehen, sollte ein langsames Ausschleichen einem abrupten Absetzen vorgezogen werden.

═ Zusammenfassung

Die Aufgabe der Geburtshelferin/des Geburtshelfers liegt vor allem im Bereich der Früherkennung der postpartalen Depression: Schlaflosigkeit, Energielosigkeit, Appetitabnahme, Gewichtsverlust und gastrointestinale Beschwerden sind zwar unspezifische somatische Symptome, sollten jedoch, besonders wenn Risikofaktoren wie vorangegangene Depression, mangelnde soziale Unterstützung, Paarkonflikte vorliegen, durchaus Anlass zur genaueren Exploration bieten. In einer patientinnenzentrierten Kommunikation können Erlebnisinhalte wie Traurigkeit, aber auch Angstzustände „zur Sprache kommen". Ein wichtiges Hilfsmittel sind standardisierte Kurzfragebögen wie der EDS, mit dessen Hilfe der Arzt/dir Ärztin ein Screening durchführen kann.

GeburtshelferInnen sollten dann im Sinne einer Erstversorgung die betroffenen Frauen informieren und aufklären (Psychoedukation) und zur Behandlung motivieren.

Zur Verbesserung der Compliance und Erhöhung der Wirksamkeit antidepressiver Therapie ist es hilfreich, wenn auch GeburtshelferInnen über ein Basiswissen bezüglich psychosozialer, endokriner und psychopharmakologischer Interventionen bei einer vorliegenden postpartalen Depression Bescheid wissen.

Anhang

Edinburgh postnatal depression scale, deutsche Fassung (*Bergant* et al., 1998)

Da Sie vor kurzem ein Kind geboren haben, würden wir gerne wissen, wie Sie sich in den letzten 7 Tagen gefühlt haben. Bitter markieren Sie die Antworten durch Ankreuzen des Kreises vor jener Antwortzeile, welche für Sie am ehesten zutrifft.

Zum Beispiel: Ich habe mich glücklich gefühlt

□ Ja, die ganze Zeit   □ Nein, nicht so oft
☒ Ja, die meiste Zeit   □ Nein, überhaupt nicht

Das bedeutet: „Ich war fast immer glücklich". Bitte kreuzen Sie die für Sie zutreffenden Antworten in gleicher Weise an:

IN DEN LETZTEN 7 TAGEN:

Konnte ich lachen und das Leben von der sonnigen Seite sehen

□ so wie ich es immer konnte
□ nicht ganz so wie sonst immer
□ deutlich weniger als früher
□ überhaupt nicht

Überforderten mich verschiedene Umstände

□ ja, die meiste Zeit war ich nicht in der Lage, damit fertig zu werden
□ ja, manchmal konnte ich damit nichtfertig werden
□ nein, die meiste Zeit konnt ich gut damit fertig werden
□ nein, ich wurde so gut wie immer damit fertig

Konnte ich mich so richtig auf etwas freuen

□ so wie immer
□ etwas weniger als sonst
□ deutlich weniger als früher
□ kaum

War ich so unglücklich, dass ich nicht schlafen konnte

□ ja, die meiste Zeit
□ ja, manchmal
□ selten
□ nein, überhaupt nicht

Fühlte ich mich unnötigerweise schuldig, wenn etwas schief lief

□ ja, meistens
□ ja, manchmal
□ nein, nicht so oft
□ nein, niemals

Habe ich mich traurig und schlecht gefühlt

□ ja, die meiste Zeit
□ ja, manchmal
□ selten
□ nein, überhaupt nicht

War ich ängstlich und besorgt aus nichtigen Gründen

□ Nein, überhaupt nicht
□ selten
□ ja, manchmal
□ ja, häufig

War ich so unglücklich, dass ich geweint geweint habe

□ ja, die ganze Zeit
□ ja, manchmal
□ nur gelegentlich
□ nein, niemals

Erschrak ich leicht bzw. reagierte panisch aus unerfindlichen Gründen

□ Ja, oft
□ Ja, manchmal
□ Nein, nicht oft
□ Nein, überhaupt nicht

Überkam mich der Gedanke, mir selbst Schaden zuzufügen

□ ja, ziemlich oft
□ manchmal
□ kaum
□ niemals

Die Antworten werden je nach Symptomschwere mit 0, 1, 2 und 3 bewertet. Die Fragen 3, 5, 6, 7, 8, 9, und 10 sind spiegelbildlich konstruiert (Bewertung mit 3, 2, 1 und 0). Die Addition der einzelnen Items ergibt den Summenscore.

═══ Literatur

Appleby L, Warner R, Whitton A, Faragher B (1997) A controlled study of fluoxetine and cognitive-behavioural counselling in the treatment of postnatal
depression. BMJ 314: 932

Ahokas A, Kaukoranta J, Wahlbeck K, Aito M (2001) Estrogen deficiency in
severe postpartum depression: successful treatment with sublingual physio-
logic 17beta-estradiol: a preliminary study. J Clin Psychiatry 62: 332

Areias ME, Kumar R, Barros H, Figueiredo E (1996) Correlates of postnatal
depression in mothers and fathers. Br J Psychiatry 169: 36

Bergant AM, Nguyen T, Heim K, Ulmer H, Dapunt O (1998) Deutschsprachige
Fassung und Validierung der „Edinburgh postnatal depression scale". Dtsch
Med Wschr 123: 35–40

Bodenmann G (2000) Stress und Partnerschaft: Gemeinsam den Alltag bewältigen. Huber, Bern

Brugha TS, Sharp HM, Cooper SA, et al (1998) The Leicester 500 Project. Social
support and the development of postnatal depressive symptoms, a prospective
cohort survey. Psychol Med 28: 63

Brugha TS, Wheatley S, Taub NA, et al (2000) Pragmatic randomized trial of
antenatal intervention to prevent post-natal depression by reducing psychosocial risk factors. Psychol Med 30: 1273

Buist AE, Barnett BEW, Milgrom J, Pope S, Condon JT, Ellwood DA, Boyce PM,
Austin M-PV, Hayes BA (2002) To screen or not to screen – that is the question
in perinatal depression. MJA 177: 101–105

Burt VK, Suri R, Altshuler L, et al (2001) The use of psychotropic medications
during breast-feeding. Am J Psychiatry 158: 1001

Chabrol H, Teissedre F, Saint-Jean M, et al (2002) Prevention and treatment of
post-partum depression: a controlled randomized study on women at risk.
Psychol Med 32: 1039

Cohen LS, Viguera AC, Bouffard SM, Nonacs RM (1998) Venlafaxine in the
treatment of postpartum depression. J Clin Psychiatry 59: 112

Cooper PJ, Tomlinson M, Swartz L, et al (1999) Post-partum depression and the
mother-infant relationship in a South African peri-urban settlement. Br J
Psychiatry 175: 554

Cox JL, Murray D, Chapman G (1993) A controlled study of the onset, duration
and prevalence of postnatal depression. Br J Psychiatry 163: 27

Cryan E, Keogh F, Connolly E, et al (2001) Depression among postnatal women
in an urban Irish community. Ir J Psychological Med 18: 5

Da Costa D, Larouche J, Dritsa M, Brender W (2000) Psychosocial correlates of
prepartum and postpartum depressed mood. J Affect Disord 59: 31

Evans J, Heron J, Francomb H, et al (2001) Cohort study of depressed mood
during pregnancy and after childbirth. BMJ 323: 257

Hayes BA, Muller R, Bradley BS (2001) Perinatal depression: a randomized
controlled trial of an antenatal education intervention for primiparas. Birth 28:
28

Heikkinen T, Ekblad U, Palo P, Laine K (2003) Pharmacokinetics of fluoxetine
and norfluoxetine in pregnancy and lactation. Clin Pharmacol Ther 73: 330

Hendrick V, Alshuler L, Wertheimer A, Dunn WA (2001) Venlafaxine and breast-
feeding. Am J Psychiatry 158: 2089

Huang CM, Carter PA, Guo JL (2004) A comparison of sleep and daytime sleepiness in depressed and non-depressed mothers during the early postpartum period. J Nurs Res 12 (4): 287–296

Kumar R, Robson KM (1984) A prospective study of emotional disorders in childbearing women. Br J Psychiatry 144: 35

Murray L, Carothers AD (1990) The validation of the Edinburgh Postnatatl Depression Scale on a community sample. Br J Psychiatry 157: 288–290

Lawrie TA, Hofmeyr GJ, De Jager M, et al (1998) A double-blind randomised placebo controlled trial of postnatal norethisterone enanthate: the effect on postnatal depression and serum hormones. Br J Obstet Gynaecol 105: 1082

Nonacs R, Cohen LS (1998) Postpartum mood disorders: diagnosis and treatment guidelines. J Clin Psychiatry 59 [Suppl 2]: 34

O'Hara MW, Swain AM (1996) Rates and risk of postpartum depression – a meta-analysis. Int Rev Psychiatry 8: 37–54

O'Hara MW, Stuart S, Gorman LL, Wenzel A (2000) Efficacy of interpersonal psychotherapy for postpartum depression. Arch Gen Psychiatry 57: 1039

Stowe ZN, Nemeroff CB (1995) Women at risk for postpartum-onset major depression. Am J Obstet Gynecol 173: 639

Webster J, Linnane J, Roberts J, et al (2003) IDentify, Educate and Alert (IDEA) trial: an intervention to reduce postnatal depression. BJOG 110: 842

Yonkers KA, Ramin SM, Rush AJ, et al (2001) Onset and persistence of postpartum depression in an inner-city maternal health clinic system. Am J Psychiatry 158: 1856

CLAUDIA M. KLIER, MIRIAM SCHÄFER, MARIO LANCZIK

Die pharmakologische Therapie von postpartalen Depressionen

Einleitung

In den deutschsprachigen Ländern werden seit dem Desaster durch Thalidomid Psychopharmaka nicht nur in der Schwangerschaft, sondern auch während der Stillzeit sehr zurückhaltend verordnet. Jede Medikamentengabe während der Laktation ruft bei Ärzten und Patientinnen Ängste hervor. Es ist bisher auch kein einziges Psychopharmakon ausdrücklich für die Behandlung von psychischen Erkrankungen bei stillenden Frauen zugelassen. Jede Verordnung in der Stillzeit erfolgt nach wie vor ausschließlich im Rahmen der ärztlichen Therapiefreiheit.

Aber nicht nur die Entscheidung für, auch jene gegen eine Psychopharmakotherapie in der Stillzeit birgt ein Risiko. Die Fortsetzung oder Wiederaufnahme einer Psychopharmakotherapie nach der Niederkunft ist in vielen Fällen dringend geboten. Einschlägige Lehrbücher und Gebrauchsanweisungen der Medikamentenhersteller empfehlen, bei Medikamenteneinnahme abzustillen. Die Muttermilch ist aber bis zu einem Alter von sechs Monaten die unbestritten beste Ernährungsform für das Neugeborene. Stillen senkt beim Kleinkind das Risiko für Anämie, gastrointestinale Störungen, Erkrankungen des Respirationstraktes und für Otitis media. Außerdem fördert das Stillen die emotionale Mutter-Kind-Beziehung.

Wenn man Risiken und Vorteile einer Psychopharmakotherapie während der Laktation gegeneinander abwägt, muss man also auch die Auswirkungen einer unterbliebenen medikamentösen Behandlung auf die betroffene Frau und ihr Kind berücksichtigen. Wenn der Patientin eine nötige medikamentöse Therapie vorenthalten wird, so erhöht sich das Risiko einer stationären Aufnahme, weil sich ihr Zustand möglicherweise weiter verschlechtert und zum Beispiel das Suizidrisiko steigt.

Auswirkungen einer solchen Entwicklung können unter anderem Störungen der Mutter-Kind-Beziehung, Verhaltensstörungen und Beeinträchtigungen der kognitiven Entwicklung des Kindes sein.

Viele Frauen mit postpartal auftretenden psychischen Leiden wissen um die Vorteile der Ernährung des Kleinkindes durch Stillen. Durch das Abstillen vergrößern sich dann oft noch jene Schuldgefühle gegenüber dem Kind, die für diese Störungen typisch sind. So bleiben viele schwere Verlaufsformen postpartal auftretender psychischer Erkrankungen biologisch unbehandelt. Hier ist die kompetente Beratung durch den behandelnden Arzt gefragt, der bei der Entscheidungsfindung der erkrankten Mutter und dem Kindsvater Auskunft über Vorzüge und Risiken einer Psychopharmakotherapie auch während der Stillzeit geben kann. Allerdings ist vielen Ärzten nicht bekannt, dass verschiedene Psychopharmaka unterschiedlich hohe Risiken für den Säugling darstellen. Die Datenlage zu dieser Frage verbessert sich jedoch laufend und ermöglicht heute bereits eine viel differenziertere Betrachtungsweise und Entscheidungsfindung. Es hat sich herausgestellt, dass ein Teil der auf dem Markt befindlichen Präparate auch in der Stillzeit für den Säugling weitgehend gefahrlos eingenommen werden kann. Die Indikation sollte aber auf schwerere Verläufe beschränkt bleiben. Leichtere Störungen sollten in erster Linie psychotherapeutisch behandelt werden.

Schwierigkeiten bei der Interpretation von Studienergebnissen und Kasuistiken

Nur wenigen retrospektiven Untersuchungen mit kleiner Fallzahl über die Psychopharmakotherapie während der Stillzeit steht eine Fülle von kasuistischen Beiträgen gegenüber. Es ist dabei aber zu bedenken, dass es bei den Fallbeschreibungen in aller Regel zu einem sogenannten „overreporting" von negativen Auswirkungen auf den Säugling kommt. Die Interpretation von Studienergebnissen und Kasuistiken wird dadurch weiter erschwert, dass kaum Angaben über das Intervall zwischen Medikamenteneinnahme und dem Zeitpunkt des Stillvorgangs verfügbar sind. Auch der Zusammenhang zwischen dem Zeitpunkt der Medikamenteneinnahme und der Messung der kindlichen Serum-Konzentration bleibt in den meisten Publikationen unklar. In vielen beschriebenen Fällen waren die Neugeborenen zudem auch schon in utero dem Medikament gegenüber exponiert, so dass auftretende negative Effekte nicht eindeutig der Exposition in der Stillzeit zugeordnet werden können. Im folgenden soll versucht werden, anhand der vorliegenden Veröffentlichungen und unter Berücksichtigung der genannten Einschränkungen Richtlinien für die Psychopharmakotherapie in der Stillzeit zu entwickeln.

Medikamentenkonzentrationen in der Muttermilch

Alle Psychopharmaka treten in die Muttermilch über. Die Konzentrationen sind im Allgemeinen sehr niedrig und liegen bei ca. 10 Prozent. Verschiedene Faktoren beeinflussen die Medikamentenkonzentration in der Muttermilch. Dazu gehören der pH-Wert und der Lipid- und Proteingehalt der Muttermilch. Diese drei Faktoren verändern sich aber postpartal und auch während der Stillzeit ständig und unterwerfen damit die Medikamentenkonzentrationen auch bei gleichbleibender Dosierung ständigen Veränderungen. Zum Beispiel führt die höhere Lipidkonzentration der Muttermilch in der zweiten Hälfte eines Stillvorgangs zu einer höheren Medikamentenkonzentrationen als in der ersten Hälfte, in der der Lipidgehalt niedriger ist.

Besonderheiten der Pharmakokinetik beim Säugling

Je jünger der Säugling ist, desto schlechter ist er in der Lage, die via Muttermilch aufgenommenen Medikamente zu metabolisieren und auszuscheiden. Damit wächst auch die Gefahr, dass es beim Säugling bei längerfristiger Exposition zur Akkumulation mit folgender Intoxikation kommt, auch wenn die Konzentrationen des Wirkstoffs in der Muttermilch niedrig sind.

Sowohl Frühgeborene als auch termingerecht Geborene haben zumindest in den ersten beiden Lebenswochen eine verringerte Kapazität zur hepatischen Metabolisierung von Medikamenten aller Art. Bei Frühgeborenen ist die enzymatische Aktivität naturgemäß noch geringer, so dass bei diesen Kindern Vorsicht geboten ist. In vitro-Tests konnten zeigen, dass auch bei ausgereiften Neugeborenen die Zytochrom P-450-Aktivität im Vergleich zu Erwachsenen um die Hälfte geringer ist.

Auch die Nierenfunktion des Neugeborenen ist noch unterentwickelt. Im Vergleich zum Erwachsenen beträgt die glomeruläre Filtrationsrate nur 30 bis 40 Prozent und die tubuläre Sekretionsrate nur 20 bis 30 Prozent. Diese verminderten Ausscheidungsraten können beim Säugling ebenso längerfristig zur Akkumulation und in deren Folge zu toxischen Konzentrationen eines via Muttermilch aufgenommenen Medikaments führen – auch wenn die Konzentration im maternalen Serum gering ist und die in der Muttermilch unter Umständen sogar unterhalb der Nachweisgrenze liegt. Erst zwischen dem zweiten und fünften Monat postnatal erreicht die glomeruläre Filtrationsrate beim Kleinkind Werte, die jenen der Erwachsenen vergleichbar sind.

Wegen der inkompletten Blut-Hirn-Schranke beim Neugeborenen können die Konzentrationen von fettlöslichen Medikamenten im Liquor

eine 10- bis 30-fach höhere Konzentration als im Serum erreichen. Dadurch wird die Bioverfügbarkeit der fettlöslichen Psychopharmaka im ZNS durch den beim Neugeborenen noch verminderten Anteil an Körperfett nochmals erhöht. Außerdem ist die Sensitivität des unreifen Gehirns eines Neugeborenen gegenüber psychotropen Substanzen erhöht. Aus diesen Gründen – leichterer Zugang und erheblich höhere Sensitivität des ZNS gegenüber den psychotropen Wirkstoffen – kann von niedrigen oder sogar unterhalb der Meßbarkeit liegenden kindlichen Serumkonzentrationen eines Medikaments nicht unbedingt auf deren Unbedenklichkeit geschlossen werden.

Zusammenfassend ist festzustellen, dass die Bioverfügbarkeit von Psychopharmaka beim Neugeborenen und Kleinkindern um ein Vielfaches höher ist als bei älteren Kindern und bei Erwachsenen. Beim Frühgeborenen sind die Effekte der über die Muttermilch aufgenommenen Psychopharmaka noch stärker ausgeprägt. Stillen unter Psychopharmakaeinnahme ist kontraindiziert, wenn renale, hepatische, kardiale oder neurologische Störungen des Säuglings vorliegen.

Allgemeine Richtlinien

Vor der Behandlung einer Stillenden muss der Säugling hinsichtlich seiner motorischen Entwicklung, seines Schlafverhaltens, seines Ernährungszustands und seiner Vigilanz untersucht werden. Während der Stillzeit empfiehlt es sich, das Kind monatlich pädiatrisch zu untersuchen, um mögliche Intoxikationen frühzeitig zu erkennen.

Generell sollten Präparate mit kürzerer Halbwertszeit und möglichst ohne aktive Metabolite bevorzugt werden. Das gilt besonders bei einer kurzfristigen Anwendung von Benzodiazepinen. Die Dosis sollte immer so gering wie möglich gewählt werden. Zu geringe und damit wirkungslose Dosierungen sind aber nutzlos und setzen sowohl Mutter als auch Kind unnötig den Medikamenten mit ihren Nebenwirkungen aus. Mehrfachmedikation sowie Umstellung einer gut wirksamen Medikation während der Schwangerschaft oder nach der Geburt wird nicht empfohlen.

Antidepressiva

Selektive Serotonin-Wiederaufnahmehemmer (SSRI)

Sertralin ist inzwischen die Therapie der Wahl von Stillenden. Die kindlichen Serumspiegel lagen in Untersuchungen an oder unterhalb der Nachweisgrenze (n = 53). Bei den Säuglingen konnte in keinem Fall eine unerwünschte Wirkung festgestellt werden. Bei der Behandlung von

stillenden Frauen mit Sertralin ist bemerkenswert, dass die Konzentration in der Muttermilch 7 bis 11 Stunden nach der Einnahme am höchsten ist. Wenn in diesem Zeitabschnitt nicht gestillt wird, kann die Sertralinexposition des Säuglings minimiert werden.

Citalopram wurde an insgesamt 60 Säuglingen untersucht. Es traten keine Auffälligkeiten bei den Babys auf, und die Plasmaspiegel blieben unterhalb der Nachweisgrenze, so dass auch dieser SSRI zur Therapie in der Stillzeit gegeben werden kann·

Bei **Paroxetin** liegen Untersuchungen zu den Konzentrationen in der Muttermilch vor, die ebenfalls an oder unterhalb der Nachweisgrenze liegen. Im Serum der Kinder (n = 16) war Paroxetin nicht nachweisbar. Unerwünschte Wirkungen beim Säugling (n = 37) wurden nicht beobachtet, so dass Paroxetin ebenfalls zu den einsetzbaren Mitteln bei stillenden Frauen gehört.

Zu **Fluoxetin** liegen die meisten Publikationen zur Therapie während der Laktation vor. Die vorliegenden Daten sind auch über längere Zeiträume sorgfältig erhoben und ausgewertet worden. Bei 180 von 190 (= 94,5 Prozent) untersuchten Fällen sind keine nachteiligen Wirkungen auf das gestillte Kleinkind zu eruieren gewesen. Die wenigen bekannt gewordenen Auffälligkeiten wie Diarrhoe, Erbrechen, Schlafstörungen und exzessives Schreien waren transient und nicht eindeutig als Auswirkung der Medikation zu identifizieren. Nicht signifikant aber dennoch bemerkenswert ist bei den Fluoxetin-exponierten Säuglingen eine geringfügig langsamere Gewichtszunahme. Die neurologische Entwicklung war bei allen Kindern unauffällig, und Verhaltensauffälligkeiten waren nicht überproportional häufiger.

Eine neue Untersuchung zeigt jedoch, dass der Serotoninstoffwechsel bei einem der fünf untersuchten Kinder verändert war. Dieses Kind hatte Plasmaspiegel in einem nachweisbaren Bereich, seine Mutter nahm eine hohe Dosis ein, und das Baby wurde ausschliesslich gestillt. Das Kind zeigte jedoch keine Auffälligkeiten und die Veränderung war reversibel. Auch diese Untersuchung führt wieder die Notwendigkeit einer sorgfältigen Nutzen-Risiko-Analyse vor Augen.

Fluvoxamin liegt bei Säuglingen (n = 4) im Serum ebenfalls unterhalb der Nachweisbarkeitsgrenze. Negative Wirkungen waren bei den Kleinkindern nicht erkennbar.

Stillende Mütter unter der Behandlung mit **Fluoxetin**, **Fluvoxamin** oder **Paroxetin** sollten Koffeingenuß unbedingt vermeiden, da die Metabolisierung des Koffeins durch diese SSRIs gehemmt wird.

Trizyklische Antidepressiva (TZA)

Die Konzentrationen der durch den Säugling über die Muttermilch aufgenommenen trizyklischen Antidepressiva sind in der Regel so niedrig, dass sie im kindlichen Serum oft nicht einmal nachweisbar sind. Im Gegensatz dazu sind aber deren Metabolite häufig oberhalb der Nachweisbarkeitsgrenze zu finden, bewegen sich aber meist in niedrigen also unbedenklichen Konzentrationsbereichen. Diese Substanzklasse ist aber inzwischen ohnehin eine Therapieform der 3. Wahl, da viel besser verträgliche Antidepressiva verfügbar sind.

Monoaminoxidasehemmer (MAO-Hemmer)

Für den reversiblen MAO-Hemmer **Moclobemid** liegen bis einschließlich 2000 keine veröffentlichen klinischen Daten über die Therapie stillender Frauen vor. Angesichts sichererer Alternativen bei der Behandlung der postpartalen Depression bei Stillenden sollte auf Moclobemid verzichtet werden.

Venlafaxin ist ein Antidepressivum, das vor allem bei schweren Depressionen und Unverträglichkeit von SSRIs zum Einsatz kommt. Bei allen neun untersuchten Babys lag der Spiegel des Wirkstoffs in der Milch unterhalb von jenen 10 Prozent der mütterlichen Dosis, die man für bedenklich hält. Da diese Substanz noch wenig untersucht ist, sollte man diese Babys besonders sorgfätig beobachten.

Eine **Mirtazapineinnahme** bei stillenden Müttern wurde erst in zwei Fällen genau untersucht,. Es zeigte sich, dass die Substanz in die Muttermilch übergeht, beim Kind aber nur in Spuren festzustellen ist. Beide Kinder zeigten keine Auffälligkeiten. Mirtazapin sollte daher nur bei Unverträglichkeit von SSRIs und der Indikation massiver Schlafstörungen eingesetzt werden. Das Kind sollte gut beobachtet und auf ungewöhnliche Gewichtszunahme untersucht werden.

Trazodon wurde bisher an einigen Kindern (n = 9) untersucht, ein Prozent der mütterlichen Dosis konnte in der Milch nachgewiesen werden. Bei einem Kind zeigten sich Schläfrigkeit und Trinkfaulheit, deshalb sollte man es nur bei Unverträglichkeit der besser untersuchten Substanzen anwenden.

Johanniskraut ist sowohl bei Patientinnen, die zwei Drittel aller pflanzlichen Arzneimittel konsumieren, als auch bei Hebammen sehr beliebt. Es ist gut verträglich, was natürlich gerade bei einer antidepressiven Therapie in Schwangerschaft und Stillzeit von Bedeutung ist. Mittlerweile liegen auch Ergebnisse für die Anwendung von Johanniskrautprä-

paraten beim Stillen vor. In einer kanadischen Studie waren bei den Babys der mit Johanniskraut behandelten Mütter Koliken und Schläfrigkeit etwas häufiger als in der Vergleichsgruppe, bedurften jedoch keiner ärztlichen Behandlung. In einer Einzelfallstudie mit LI-160 (standardisierter Hypericum Extract, Jarsin) konnten die beiden Leitsubstanzen von Johanniskraut – Hypericin und Hyperforin – im kindlichen Plasma nicht nachgewiesen werden, der Milch/Plasma Quotient betrug 0,01. Diese Daten wurden bei weiteren fünf Müttern und ihren Babys bestätigt, bei denen die Substanz an der Nachweisgrenze lag und die Kinder unauffällig blieben.

Andere Antidepressiva

Unerwünschte Wirkungen bei Säuglingen unter der Behandlung mit **Buproprion** oder **Mianserin** sind nicht bekannt. Bisher sind jedoch nur sehr wenige Fallberichte publiziert worden.

Medikamente zur Phasenprophylaxe affektiver Erkrankungen

Bei Reexazerbationen bipolarer Störungen im Wochenbett sind Medikamente zur Phasenprophylaxe wie zum Beispiel Lithium, Carbamazepin und Valproat indiziert. Sie sind besonders bei dieser Indikation nicht nur vorbeugend sondern auch therapeutisch wirksam. Wie bereits oben beschrieben ist das Risiko, postpartal wieder zu erkranken bei entsprechend disponierten Frauen, extrem hoch. Deshalb wird empfohlen, innerhalb von 48 Stunden nach einer Niederkunft mit der Behandlung zu beginnen, auch wenn (noch) keine Krankheitszeichen zu erkennen sind. Manifestationen depressiver und/oder manischer Psychosen können so verhindert werden. Die betroffenen Patientinnen sind aber nicht unbedingt auch davon zu überzeugen, vor einer medikamentösen Behandlung abzustillen. Sie stehen oft auf dem Standpunkt, dass für ihr seelisches Wohlbefinden neben der Medikation auch das Stillen von Bedeutung ist.

Lithium

Bei Patientinnen, die auch während der Schwangerschaft nicht auf eine Lithiumprophylaxe verzichten wollen und bei der Hochrisikogruppe der Patientinnen, die aufgrund ihrer psychiatrischen Vorgeschichte mit einer postpartalen Remanifestation, z.B. einer bipolaren Störungen, rechnen müssen, gleichzeitig aber auf das Stillen nicht verzichten wollen, kann es vertretbar sein, die Lithiumprophylaxe während der Laktation fortzuset-

zen. Der Säugling muß dann aber regelmäßig pädiatrisch gesehen werden. Und auch bei ihm muß der Lithiumspiegel bestimmt werden. Die Gefahr einer Intoxikation ist unmittelbar nach der Geburt am größten und nimmt dann kontinuierlich ab. Die Lithium-Konzentrationen erreichen ungefähr 10 bis 50 Prozent der Serum-Lithium-Konzentration bei der Mutter. Die Lithium-Serum-Spiegel beim Säugling korrelieren umgekehrt-proportional mit dem Alter des Kindes. Nach Sykes et al. (1976) fällt der Milch Plasma (Kind)-Quotient von 0,77 an Tag 28 postpartum auf 0,25 an Tag 42.

Bei Lithiumexposition steigt das Risiko eines Neugeborenen für eine Sedierung mit Muskelhypotonie und Zyanose postpartal. Ausserdem wurden EEG-Veränderungen beobachtet. Neugeborene können schon bei vergleichsweise niedrigem Lithium-Serum-Spiegel Intoxikationszeichen entwickeln wie zum Beispiel im Rahmen eines fieberhaften Infekts mit Dehydratation, da ihr Elektrolythaushalt leicht irritierbar ist.

Antiepileptika

Antikonvulsiva wurden 2000 in einer Übersicht von Hägg und Spigset folgendermassen dargestellt: Carbamazepin, Valproat und Phenytoin sowie eine vorübergehende Behandlung mit Diazepam sind mit dem Stillen vereinbar. Die neueren Substanzen wie Lamotrigin und Topamax sind noch zu wenig untersucht, um eine Empfehlung abgeben zu können. Dies entspricht auch den Empfehlungen der Amerikanischen Gesellschaft für Pädiatrie.

Carbamazepin hat gegenüber Lithium den Vorteil, dass es beim Säugling schneller metabolisiert und eliminiert wird. Die Carbamazepinkonzentration in der Muttermilch beträgt ungefähr 40 bis 60 Prozent der maternalen Serum-Konzentration. Mütter müssen über mögliche Veränderungen beim Baby aufgeklärt werden (Leber und zentralnervöse Probleme).

Vaproat findet sich in der Muttermilch in niedrigeren Konzentrationen als Lithium und Carbamazepin. Im Serum des Säuglings wird eine Konzentration gemessen, die circa 10 Prozent derjenigen des mütterlichen Serums entspricht. Valproat hat eine potentiell lebertoxische Wirkung beim Säugling. Deshalb müssen die Kinder sehr genau überwacht werden.

Lamotrigin ist in einer höheren Konzentration in der Muttermilch zu finden und wird durch das Baby langsamer verstoffwechselt. Dadurch könnte es zu pharmakologisch wirksamen Spiegeln kommen. Bei einem untersuchten Fall lag der Spiegel beim Kind bei 23 Prozent der mütterlichen Plasmaspiegels, dies könnte tolerierbar sein, wenn man dabei sehr

genau darauf achtet, ob ein Hautausschlag auftritt, der lebensbedrohlich werden könnte.

Gabapentin wurde in sechs Fällen untersucht, die Milch-Plasma Ratio war 1. Die Spiegel beim Kind wurden aber nicht untersucht.

Für **Topamax** sind fünf Fälle beim Stillen beschrieben, wobei es keine Auffälligkeiten bei den Kindern gab. Die Plasmaspiegel lagen bei zwei Kindern im Bereich unterhalb der Nachweisgrenze, bei einem Kind war der Spiegel nicht nachweisbar.

Vigabatrin wurde in zwei Fällen untersucht. Die Menge, die durch die Milch vom Säugling aufgenommen wurde, war gering und betrug etwa ein bis drei Prozent der täglichen mütterlichen Dosis.

Benzodiazepine

Postpartal auftretende Angststörungen bei stillenden Frauen sollten über längere Zeiträume nicht in erster Linie mit Benzodiazepinen behandelt werden. Die Gefahr der Akkumulation ist bei Benzodiazepinen besonders hoch. Während der ersten vier Lebenstage sind weder die Leber noch der Darm des Neugeborenen in der Lage, Benzodiazepine zu glukuronidieren, was zu einer Hyperbilirubinämie mit Kernikterus führen kann.

Bei kurzfristiger Einnahme zur Krisenintervention sind sie aber unbedenklich. Zur längerfristigen Behandlung sollte nicht-medikamentösen Behandlungsstrategien in Form von psychotherapeutischen Verfahren (kognitive Verhaltenstherapie oder das Erlernen von Entspannungstechniken wie zum Beispiel autogenes Training) der Vorzug gegeben werden. Zusätzlich kann eventuell eine Therapie mit SSRIs erwogen werden.

Wenn die medikamentöse Behandlung einer postpartalen Angststörung bei einer Stillenden unausweichlich ist, sollten nur Benzodiazepine mit kurzer Halbwertszeit, die keine aktiven Metaboliten haben, und nur kurzfristig in niedriger Dosierung gewählt werden. In Frage kommen dafür **Lorazepam**, **Temazepam** und **Oxazepam**. Immerhin ist die Halbwertszeit von Oxazepam beim Neugeborenen mit 12 bis 27 Stunden im Vergleich zur Mutter bis um das Vierfache erhöht. Da ein Neugeborenes auch zum Beispiel Lorazepam noch nicht ausreichend konjugieren kann, ist selbst bei Benzodiazepinen mit kurzer Halbwertszeit bei der Verordnung in der Stillzeit Vorsicht geboten.

Die Serumkonzentrationen von **Diazepam** bei Säuglingen variieren erheblich: von nicht messbaren Bereichen bis zu 243ng/ml. Je älter der Säugling, desto niedriger ist die Serumkonzentration, da die Metabolisierungskapazitäten schon besser entwickelt sind. Wegen der langen Halb-

wertszeit ist das Risiko für eine Akkumulation beim Kind allerdings trotzdem hoch. In Kasuistiken wurde vereinzelt über Gewichtsverlust, Lethargie und Sedierung mit Trinkschwäche berichtet. Beim Abstillen besteht die Gefahr eines Benzodiazepin-Entzugssyndroms und von epileptischen Anfällen. Beides gilt auch für **Alprazolam**.

Bei den elf mit **Oxazepam** bzw. **Temazepam** exponierten und untersuchten Säuglingen wurden keine nachteiligen Effekte publiziert. Das lässt wegen der kleinen Fallzahl aber noch nicht auf Unbedenklichkeit schließen.

Zolpidem wird von der Academy óf Pediatrics als beim Stillen mögliche Medikation angesehen, da es wenig lipophil ist, schnell ausgeschieden wird und so nur in geringsten Mengen in der Muttermilch auftritt. Bisher wurden fünf Frauen mit einer Einnahme von 20 mg untersucht. Nur 0.76 bis 3.88 mg konnten für nur drei Stunden (Milch/Plasma Quotient 0,13) in der Muttermilch nachgewiesen werden.

Gerade bei den Angststörungen wird deutlich, dass immer auch nichtbiologische Behandlungsmethoden in Erwägung gezogen werden sollten. Ergänzende psychosoziale Maßnahmen wie die Anstellung einer Familienpflegerin, eines Babysitters oder einer Tagesmutter, können ebenfalls zu einer Einsparung von Medikamenten in der Stillzeit beitragen.

Neuroleptika

Wegen der vergleichsweise häufigen Verordnung von **Haloperidol** während der Stillzeit in den letzten Jahrzehnten liegen zu diesem Neuroleptikum die meisten Befunde vor. Außerdem stehen Berichte zu **Trifluoperazin** und **Perphenazin** von Wilson et al. (1980) und zu **Thioxanthene** von Matheson und Skaeraasen (1988) zur Verfügung. Das Muttermilch-Serum-Konzentrationsverhältnis lag auch bei diesen Neuroleptika in den meisten Messungen ≤1. In älteren Veröffentlichungen wurde die Neuroleptikakonzentration in der Muttermilch pauschal mit ungefähr 30 Prozent der mütterlichen Plasmakonzentration angegeben. So allgemein kann diese Feststellung heute aber nicht mehr aufrechterhalten werden. Die Verhältnisse der Neuroleptikaspiegel im Plasma zu denen in der Muttermilch können sehr unterschiedlich sein und stark schwanken. Gerade bei lipophilen Substanzen wie dem **Clozapin** ergeben sich in der stark fetthaltigen Muttermilch höhere Konzentrationen. Die dadurch auch höheren Plasmaspiegel des Säuglings können unter Umständen durch eine zunehmende Sedierung mit Trinkschwäche klinisch zum Ausdruck kommen.

Insgesamt sind Nebenwirkungen wie extrapyramidal-motorische Symptome bei Säuglingen, deren Mütter mit Neuroleptika behandelt

werden, selten. Bei der Behandlung Stillender mit Phenothiazinen ist darauf zu achten, dass auch das Kind eine erhöhte Fotosensibilität entwickeln kann.

Bis zum Jahr 2000 sind 15 Fälle einer **Olanzapin**medikation während der Laktation veröffentlicht worden. Nachteilige Effekte auf den Säugling wurden nicht bekannt, die Milch/Plasma Quotienten betrugen 0,2 bis 0,84. In einer Einzelfallstudie wurde die Exposition eines gestillten Säuglings mit **Risperidon** evaluiert, der Milch/Plasma Quotient betrug 0,42 und der Quotient der Metaboliten 0,24. Weitere drei Fälle wurden von Illet 2004 und Aichhorn 2005 untersucht und keine bedenklichen Plasmalevels bei den Babies gefunden. Eine endgültige Beurteilung der neueren Antipsychotika ist auch hier aufgrund der sehr niedrigen Fallzahl zum jetzigen Zeitpunkt noch nicht möglich. Wie bei allen neuen Medikamenten muss der Säugling gut übewacht werden, und es sollte – wenn möglich – auch beim Säugling Plasmaspiegelbestimmungen durchgeführt werden.

Zusammenfassung und Schlussbemerkungen

Die Verordnung von Psychopharmaka während der Stillzeit kann nicht generell abgelehnt werden. Ein körperlich gesunder Säugling nimmt bei den via Muttermilch aufgenommenen trizyklischen **Antidepressiva** und den selektiven Serotonin-Wiederaufnahmehemmern in aller Regel keinen Schaden. Eine verallgemeinernde Aussage im Sinne einer völligen Unbedenklichkeit dieser Antidepressiva für Säuglinge ist aber nicht möglich. Dies entspricht medikamentösen Therapien überhaupt, auch in allen anderen Situationen – man kann nie generell sagen, dass eine Therapie in jedem Falle unschädlich ist.

Für eine **Neuroleptikatherapie** während des Stillens empfiehlt es sich, die Butyropheneone den Phenothiazinen vorzuziehen. Was die neueren Substanzen betrifft, so gibt es lediglich Anhaltspunkte für eine Therapiemöglichkeit mit Olanzapin und eventuell Risperidon. **Benzodiazepine** sollten in der Stillzeit nur kurzfristig zur Anwendung kommen, wobei Präparate mit kurzer Halbwertszeit bevorzugt werden müssen.

Literatur

Aichhorn W, Stuppaeck C, Whitworth AB (2005) Risperidone and breast-feeding. J Psychopharmacol 19 (2): 211–213

Allaire AD, Moos MK, Wells SR (2000) Complementary and alternative medicine in pregnancy: a survey of North Carolina certified nurse-midwives. Obstet Gynecol 95 (1): 19–23

Ananth J (1978) Side effects in the neonate from psychotropic agents excreted through breast-feeding. Am J Psychiatry 135: 801–805

Anderson PO, McGuire GG (1989) Neonatal alprazolam withdrawal – possible effects of breast-feeding. Am J Psychiatry 135: 801–805

Austin MP (1992) Puerperal affective psychosis: is there a case for lithium prophylaxis? Br J Psychiatry 161: 692–694

Bader TF, Newman K (1979) Amitriptyline in human breast milk and the nursing infant's serum. Am J Psychiatry 136: 1483

Barnas C, Bergant A, Hummer M, Saria A, Fleischhacker WW (1994) Clozapine concentrations in maternal and fetal plasma, amniotic fluid and breast milk [letter]. Am J Psychiatry 151: 945

Bazire S (2000) Psychotropic drug directory 2000. Quay books division. Mark Allen Publishing Ltd, Wilts, p 177

Begg EJ, Dufull SB, Saunders DA, Buttimore RC, Ilett KF, Hackett LP, Yap P, Wilson DA (1999) Paroxetine in human milk. Br J Clin Psychiatry 48: 142–147

Breyer-Pfaff U, Nill K, Entenmann K, Gaertner HJ (1986) Secretion of amitriptyline and metabolites into breast-milk. Am J Psychiatry 152: 812–813

Briggs G, Samson J, Ambrose P, Schroeder D (1993) Excretion of buproprion in breast milk. Ann Pharmacother 27: 431–433

Buist A, Norman TR, Dennerstein L (1990) Breastfeeding and the use of psychotropic medication: a review. J Affect Disord 19: 197–206

Buist A, Norman TR, Dennerstein L (1993) Mianserin in breast milk [letter]. Br J Clin Pharmacol 36: 133–134

Buist A, Croke S, Norman T, Burrows GD (2000) Issues for women with psychosis in the postpartum: olanzapine in breastmilk. Arch Womens Ment Health 3 (3): 115

Burt V, Suri R, Altshuler L, Stowe Z, Hendrick VC, Muntean E (2001) The use of psychotropic medications during breast-feeding. Am J Psychiatry 158: 1001–1009

Carothers AD, Murray L (1990) Estimating psychiatric morbidity by logistic regression: application to post-natal depression in a community sample. Psychol Med 20: 695–702

Chambers CD, Anderson PO, Thomas RG, Dick LM, Felix RJ, Johnson KA, Jones KL (1999) Weight gain in infants breast-fed by mothers who takre fluoxetine. Pediatrics 105: e61

Chaudron LH, Jefferson JW (2000) Mood stabilizers during breastfeeding: a review. J Clin Psychiatry 61 (2): 79–90 (review)

Dodd S, Maguire KP, Burrows GD, Norman TR (2000) Nefazodone in the breast milk of nursing mothers: a report of two patients. J Clin Psychopharmacol 20 (6): 717–718

Dusci LJ, Good SM, Hall RW, Ilett KF (1990) Excretion of diazepam and ist metabolites in human milk during withdrawal from combination high dose diazepam and oxazepam. Br J Clin Pharmacol 29: 123–126

Epperson CN, Jatlow PI, Czarkowski K, Anderson GM (2003) Maternal fluoxetine treatment in the postpartum period: effects on platelet serotonin and plasma drug levels in breastfeeding mother-infant pairs. Pediatrics 112 (5): e425

Gardiner SJ, Kristensen JH, Begg EJ, Hackett LP, Wilson DA, Ilett KF, Kohan R, Rampono J (2003) Transfer of olanzapine into breast milk, calculation of infant drug dose, and effect on breast-fed infants. Am J Psychiatry 160 (8): 1428–1431

Goldstein DJ, Corbin LA, Fung MC (2000) Olanzapine-exposed pregnancies and lactation: early experience. J Clin Psychopharmacol 20: 399–403

Heikkinen T, Ekblad U, Kero P, Ekblad S, Laine K (2002) Citalopram in pregnancy and lactation. Clin Pharmacol Ther 72 (2): 184–191

Hendrick C, Stowe ZN, Altshuler LL, Hostetter A, Fukuchi A (2000) Paroxetine use during breast-feeding. J Clin Psychopharmacol 20: 587–588

Hendrick V, Fukuchi A, Altshuler L, Widawski M, Wertheimer A, Brunhuber MV (2001) Use of sertraline, paroxetine and fluvoxamine by nursing women. Br J Psychiatry 179: 163–166

Hill RC, McIvor R, Wojnar-Horton RE, Hacket LP, Ilett KF (2000) Risperidone distribution in human milk: a case report and estimated infant exposure during breastfeeding [letter]. J Clin Psychopharmacol 20: 285–286

Ilett KF, Hackett LP, Dusci LJ, Roberts MJ, Kristensen JH, Paech M, Groves A, Yapp P (1998) Distribution and excretion of venlafaxine and O-desmethylvenlavaxine in human milk. Br J Clin Pharmacol 45: 459–462

Ilett KF, Kristensen JH, Hackett LP, Paech M, Kohan R, Rampono J (2002) Distribution of venlafaxine and its O-desmethyl metabolite in human milk and their effects in breastfed infants. Br J Clin Pharmacol 53 (1): 17–22

Ilett KF, Hackett LP (2004) Prediction of milk/plasma concentration ratio of drugs. Ann Pharmacother 38 (1): 175–176; author's reply 176

Jones I, Craddock N (2001) Familiality of the puerperal trigger in bipolar disorder: results of a family study. Am J Psychiatry 158: 913–917

Kacew S (1993) Adverse effects of drugs and chemicals in breast milk on the nursing infant. J Clin Pharmacol 33: 213–212

Kanto JH (1989) Use of benzodiazepines during pregnancy, labour, and lactation with particular reference to pharmacokinetic considerations. Drugs 23: 354–380

Kemp J, Ilett L, Booth J, Hackett L (1985) Excretion of doxepin and N-methyldoxepin in human milk. Br J Cin Pharmacol 20: 497–499

Klier C, Schäfer MR, Schmid-Siegel B, Lenz G (2001) St John's Wort (Hypericum Perforatum). Is it safe while breast-feeding? Arch Womens Ment Health 3 [Suppl 1]: 17

Klier CM. Schmid-Siegel B, Schäfer MR, Lenz G, Saria A, Lee A, Zernig G (2005) St. John's Wort (Hypericum perforatum) and breastfeeding: concentrations of hyperforin in nursing infants and breastmilk. World J Biolog Psychiat 6 [Suppl 1]: 308

Klotz U. Tranquilizer und Hypnotika (1989) In: Koella WP (Hrsg) Psychopharmaka. Physiologische, pharmakologische und pharmakokinetische Grundlagen und ihre Anwendung. Fischer, Stuttgart, S 29–84

Kristensen JH, Ilett KI, Hacketty LP, Yapp P, Paech M, Begg EJ (1999) Distribution and excretion of fluoxetine and norfluoxetine in human milk. Br J Clin Pharmacol 48 (4): 521–527

Lanczik M, Fritze J, Beckmann H (1990) Puerperal and cycloid psychois: results of a retrospective study. Psychopathology 23: 220–227

Lanczik M, Knoche M, Fritze J (1998) Psychopharmaka während der Gravidität und Laktation. Teil 2: Laktation. Nervenarzt 69: 10–14

Lanczik M, Brockington IF (1999) Das postpartale dysphorische Syndrom. Psychopathologie, Ätiologie und Verlauf. Fortschr Neurol Psychiat 67: 10–14

Lanczik M, Knoche M, Thürauf N (2001) Neuroleptika während der Schwangerschaft und Stillzeit unter besonderer Berücksichtigung des Clozapins. In:
Naber D, Müller-Spahn F (Hrsg) Leponex. Pharmakologie und Klinik eines
atypischen Neuroleptikums. Springer, Berlin Heidelberg New York Tokyo,
S 30–37

Lee A, Ravinder M, Shinya Ito (2000) Safety of St. John's wort during breast-
feeding. American Society for Clinical Pharmacology and Therapeutics 67: 130

Lee A, Woo J, Ito S (2004) Frequency of infant adverse events that are associated
with citalopram use during breast-feeding. Am J Obstet Gynecol 190 (1): 218–
221

Matheson I, Pande H, Altersen AR (1985) Respiratory depression caused by
N-desmethyldoxepin in breast-milk [letter]. Lancet 2: 1124

Matheson I, Skaeraasen J (1988) Milk concentrations of flupenthixol, nortriptyline and zuclopenthixol and between breast-differences in two patients. Eur J
Clin Pharmacol 35: 217–222

Morselli PL (1980) Clinical pharmacokinetics in newborns and infants. Clin Pharmacokinet 5: 485–527

Mortola J (1989) The use of psychotropic agents in pregnancy and lactation.
Psychiatr Clin North Am 12: 69–87

Murray L, Segar D (1994) Drug therapy during pregnancy and lactation. Emerg
Med Clin North Am 12: 129–149

Nau H, Kuhnz W, Egger H-J, Rating D (1982) Helge Anticonvulsants during
pregnancy and lactation. Clin Pharmacokinet 7: 508–543

Nurnberg HG (1981) Breastfeeding and psychotropc agents [letter]. Am J Psychiatry 138: 120–121

O'Hara MW, Stuart S (1995) Treatment of postpartum depression with interpersonal psychotherapy. Arch Gen Psychiatry 52: 75–76

O'Hara MW (1995) Postpartum depression: causes and consequences. Springer,
Berlin Heidelberg New York Tokyo

Ohman R, Staffan H, Carleborg L, Spigset O (1999) Excretion of paroxetine into
breast milk. J Clin Psychiatry 60: 519–523

Ohman I, Vitols S, Luef G, Soderfeldt B, Tomson T (2002) Topiramate kinetics
during delivery, lactation, and in the neonate: preliminary observations. Epi-
lepsia 43 (10): 1157–1160

Pittard WB, O'Neal W (1986) Amitriptyline excretion in human milk. J Clin
Psychopharmacol 6: 383–384

Pons G, Francoual C, Guillet P, Moran C, Hermann P, Bianchetti G, Thiercelin
J-F, Thenot J-P, Olive G (1989) Zolpidem excretion in breast milk. Eur J Clin
Pharmacol 37 (3): 245–248

Pons G, Schoerlin M, Tam Y, Moran C, Pfefen JH, Francoual C, Pedarriosse A,
Chavinie J, Olive G (1990) Moclobemide excretion in human breast milk. Br
J Clin Pharmacol 29: 27–31

Pop VJM, Essed GG, de Geus CA, van Son MM, Komproe ICH (1993) Prevalence
of postpartum depression or is it post-puerperium depression? Acta Obstet
Gynecol Scand 72: 454–458

Pynnönen S, Kanto J, Sillanpää M, Erkkola R (1977) Carbamazepine: placental
transport, tissue concentration in foetus and newborn, and level in milk. Acta
Pharmacol Toxicol 41: 244–253

Rampono J, Kristensen JH, Hackett LP, Paech M, Kohan R, Ilett KF (2000) Citalopram and demethylcitalopram in human milk; distribution, excretion and effects in breast fed infants. Br J Clin Pharmacol 50 (3): 263–268

Robinson GE, Stewart DE, Flak E (1986) The rational use of psychotropic drugs in pregnancy and postpartum. Can J Psychiatry 31: 183–190

Schimmell MS, Katz EZ, Shaag Y, Pastuszak A, Koren G (1991) Toxic neonatal effects following maternal clomipramine therapy. J Toxicol Clin Toxicol 29: 479–484

Schou M, Amdisen A (1973) Lithium and pregnancy. 3. Lithium ingestion by children breast-fed by women on lithium treatment. Br Med J 21; 2 (859): 138

Skausig OB, Schou M (1977) Diegivning under lithiumbehandling. Ugeskr Laeg 139: 400–401

Sovner R, Orsulak P (1979) Excretion of imipramine and desipramine in human breast milk. Am J Psychiatry 136: 451–452

Stancer HC, Reed KL (1986) Desipramine and 2-hydroxydesipramine in human breast milk and the nursing infant's serum. Am J Psychiatry 143: 1597–1600

Stewart R, Karas B, Springer P (1980) Haloperidol excretion in human milk. Am J Psychiatry 137: 849–850

Stowe ZN, Owens MJ, Landry JC, Kilts CD, Ely T, Llewellyn A, Nemeroff CB (1997) Sertraline and desmethylsertraline in human breast milk and nursing infants. Am J Psychiatry 154: 1255–1260

Stowe ZN, Cohen LS, Hostetter A, Ritchie JC, Owens MJ, Nemeroff CB (2000) Paroxetine in human breast milk and nursing infants. Am J Psychiatry 157 (2): 185–189

Sykes PA, Quarrie J, Alexander FW (1976) Lithium carbonate and breast-feeding. Br Med J 2: 1299

Taddio A, Ito S, Koren G (1996) Excretion of fluoxetine and ist metabolite nor-fluoxetine, in human breast milk. J Clin Pharmacol 36: 42–47

Tunnessen WW Jr, Hetz CG (1972) Toxic effects of lithium in newborn infants: a commentary. J Pediatr 81: 804–807

Von Unruh GE, Fröscher W, Hoffmann F, Niesen M (1984) Valproic acid in breast milk: how much is really there? Ther Drug Monit 6: 272–276

Wesson DR, Camber S, Harkley M, Smith DE (1985) Diazepam and desmethyl-diazepam in breast-milk. J Psychoactive Drugs 17: 55–56

Whalley LJ, Blain PG, Prime JK (1981) Haloperidol secreted in breast milk. BMJ 282: 1746–1747

Whitelaw AGL, Cummings AJ, McFayden IR (1981) Effect of maternal lorazepam on the neonate. Br Med J 282: 1106–1108

Wilson JT, Brown RD, Cherek DR, Dailey JW, Hilman B, Jobe PC, Manno BR, Manno JE, Redetzki HM, Stewart JJ (1980) Drug excretion in human breast milk: principles, pharmacokinetics and projected consequences. Clin Pharma-cokinet 5: 1–66

Wisner K, Perel JM (1991) Serum nortriptyline levels in nursing mothers and their infants. Am J Psychiatry 148: 1234–1236

Wisner K, Perel JM, Foglia JP (1995) Serum clomipramine and metabolite levels in four nursing mother-infant pairs. J Clin Psychiatry 56: 17–20

Wisner K, Perel JM (1996) Nortriptyline treatment of breast-feeding women [letter]. Am J Psychiatry 153: 295

Wisner K, Perel JM, Findling RL (1996) Antidepressant treatment during breast-feeding. Am J Psychiatry 153: 1132–1137

Yapp P, Ilett KF, Kristensen JH, Hackett LP, Paech MJ, Rampono J (2000) Drowsiness and poor feeding in a breast-fed infant: association with nefazodone and its metabolites. Ann Pharmacother 34(11): 1269–1272

Yoshida K, Smith B, Craggs M, Kumar C (1997) Investigation of pharmacokinetics and of possible adverse effects in infants exposed to tricyclic antidepressants in breast-milk. J Affect Disord 43: 225–237

Yoshida K, Smith B, Craggs M, Kumar C (1998) Fluoxetine in breast-milk and developmental outcome of breast-fed infants. Br J Psychiatry 172: 175–178

Nützliche Webpages

http://frauen-und-psychiatrie.de
www.motherisk.org
www.marce-gesellschaft.de

JUTTA FIEGL

Postpartale Depression aus psychotherapeutischer Sicht und Strategien der Behandlung

Einleitung

Geht man den Angaben aus der Literatur nach, schätzt man international die Inzidenz, an einer Postpartalen Depression zu erkranken, mit etwa 14–18 Prozent ein, *E. Herz* (1997) spricht in ihrer Studie sogar von 21 Prozent in Österreich.

Die post partum Depression (PPD) ist vom so genannten „Baby-Blues", an dem nahezu 80 Prozent aller Mütter unmittelbar nach der Geburt leiden, höchstwahrscheinlich mit der hormonellen Veränderung in Zusammenhang steht und innerhalb einiger weniger Tage von selbst wieder verschwindet, zu unterscheiden.

Die post partum Depression tritt meist erst zwischen dem dritten und sechsten Monat nach der Geburt auf und hält an.

Die Symptomatik der PPD unterscheidet sich nicht von depressiven Störungen, die unabhängig von der Geburt eines Kindes auftreten. Im Falle der PPD kommt allerdings dazu, dass die Betroffenen ambivalente, negative oder fehlende Gefühle dem Kind gegenüber haben. Sie empfinden ihr Kind als fremd und fallen durch einen starren, emotionslosen Umgang mit dem Baby auf. In schwerwiegenden Fällen steigt der psychische Druck bis zu Suizid- oder Infantizidgedanken.

Dies macht es umso wichtiger, rechtzeitig und professionell Hilfestellung zu leisten. Auf die Diagnose PPD und entsprechende Fallbeispiele wird in anderen Beiträgen dieses Buches bereits ausführlich eingegangen.

Setzt man sich aus psychotherapeutischer Sicht mit dem Krankheitsbild der post partum Depression auseinander, ist es hilfreich, sich erst einmal recht allgemein zu vergegenwärtigen, was Schwangerschaft, Geburt und Muttersein für eine Frau, ein Paar, aber auch in unserer Gesellschaft bedeuten.

Im Folgenden werde ich mich mit den möglichen Risikofaktoren und mit Auslösefaktoren, auf die der Fokus einer psychotherapeutischen Arbeit gerichtet werden muss, beschäftigen.

Ein Kind symbolisiert Weiterleben der Art, repräsentiert gelebte Sexualität und steht für soziale Integration des Individuums und des Paares.

Was ein Kind bedeutet, wird letztlich auch vom gesellschaftlichen Kontext geprägt. Der Wert, den ein Kind in unserer Gesellschaft repräsentiert, hat sich im Laufe der Jahrhunderte geändert.

In der vorindustriellen Gesellschaft waren Kinder für die Eltern überlebensnotwendig, sie waren wichtig für die Altersversorgung, um einem Schicksal, einsam und in Armut sterben zu müssen, zu entgehen. Sie waren also im ökonomischen Sinn Kapital. Sie garantierten die Weitergabe von Besitz, den Weiterbestand von Traditionen und Familiengeschichte.

In der Industriegesellschaft nahm die Bedeutung der Kernfamilie zu. Waren früher viele verschiedene Personen zur Erziehung befugt, wurde durch die Kernfamilie die Ausschließlichkeit der Erziehung auf die Eltern verlagert. Das Kind stellte zunehmend eine ganz andere Art von Kapital dar, nämlich ein ideelles, ein emotionales. Durch zunehmende Sozialleistungen des Staates und der Arbeitgeber erfolgte ein Wandel in der Beziehung zu Kindern. Sie waren nicht mehr mit Altersversorgung verknüpft und eine willkommene zusätzliche Arbeitskraft, sondern sie wurden in zunehmendem Maß Wunschkinder, gezeugt zur Freude der Eltern.

Kinder werden als Erweiterung der persönlichen Erfahrung erlebt, man erwartet eine Bereicherung des Lebens, eine Belebung der Partnerschaft bis hin zur Rechtfertigung der Partnerschaft.

An die Elternschaft knüpfen sich vielfach Erwartungen an eine neue Form des Erwachsenwerdens, Loslösung von der eigenen Herkunftsfamilie, einen neuen sozialen Status. Kinder haben zu wollen ist oft Ausdruck des Willens, in einer neuen Weise Liebe zu erfahren und zu geben, Mutter oder Vaterrolle zu leben.

Soweit die eine Seite der Betrachtung. Demgegenüber steht die etwas nüchterne Betrachtungsweise der Stressforschung.

≡ Kinder – Glück oder Last?

In empirischen Studien der Stressforschung ist man einem scheinbar völlig selbstverständlichen Mythos auf den Grund gegangen: „Kinder bedeuten Glück."

Die Antwort ist sehr deutlich: Kinder verbessern das psychische Wohlbefinden der Eltern nicht (*Mirowsky* und *Ross* 1989).

Am meisten belastend sind Kinder für jene Frauen, die in der traditionellen Rolle leben, also den Haushalt versorgen, die Hauptaufgaben der Kindererziehung und -betreuung tragen, finanziell vom Partner abhängig sind.

Am wenigsten belastend – das sagen die Studien aus – sind Kinder für jene Frauen, die berufstätig sind, sich die Kinderbetreuung und die Haushaltspflichten partnerschaftlich mit dem Partner aufteilen. Finanziell sind ebenfalls beide gleichberechtigt.

Als belastende Faktoren nennen die Studien:

- **Kinder beeinflussen die Partnerschaft**
  Ein Umstand, der von vielen Paaren unterschätzt wird, ist die einschneidende Veränderung, die ein Kind, das in die Partnerschaft kommt, mit sich bringt. Ein direkter Einfluss ist durch weniger Zeit füreinander gegeben. Die Hauptenergie konzentriert sich aufs Kind, die Elternrolle überlagert das Paargefühl. Immer ist ein Rückgang der Libido bei der Frau zu beobachten, was bei Männern oft große Enttäuschung hervorruft und Anlass zu Konflikten sein kann.
  Es ist allmählich ein neuer Lebensrhythmus zu finden, der auch wieder Platz für die Partner jenseits der Elternrolle ermöglicht.
  Indirekt ergibt sich der Einfluss durch finanzielle Einbußen und Belastungen, die durch ein Kind auf die Partner zukommen.

- **Kinder stellen andauernd Forderungen an die Mutter**, halten sie von anderen Erwachsenen fern, binden sie ans Haus, stören ihre Privatsphäre, sie hat kaum Zeit für sich.

Diese Faktoren, so zeigen die Ergebnisse der Studien, erzeugen die höchsten Stresswerte bei Frauen.

Ein hoher Prozentsatz der Frauen, die Psychotherapie oder eine Beratungsstelle aufsuchen, kommen wegen depressiver Zustände, psychosomatischer Beschwerden oder Libidoverlust. Sehr häufig stehen die Symptome in Zusammenhang mit zu wenig Zeit für sich selbst, eigene Bedürfnisse werden zugunsten der Familie hintangestellt, es gibt kaum Zeit oder Gelegenheit, aus der Rolle der Mutter zu schlüpfen und Zeit mit dem Partner zu verbringen.

Wie schon weiter oben erwähnt, haben sich die gesellschaftlichen Anforderungen an Eltern erhöht, ein Kind ist bestmöglich zu fördern. Es wird daher sehr darauf ankommen, wie sehr besonders „neue" Mütter in der Lage sind, einerseits eigene Bedürfnisse hintanzustellen, sich aber andererseits dennoch Raum für sich selbst schaffen zu können, und wie viel Unterstützung sie dabei erfahren.

Stern (1998) formulierte die so genannte Mutterkonstellation als Voraussetzung, der Aufgabe gerecht werden zu können. Er nennt die Fähig-

keit, das Baby am Leben zu erhalten, die Fähigkeit, innerhalb des ersten Lebensjahres eine emotionale Bindung zu dem Kind aufzubauen, die Möglichkeit, sich auf ein unterstützendes Netz verlassen zu können und eine neue Identität in der Mutterrolle zu entwickeln.

Soweit allgemeine Fakten.

Die psychotherapeutische Arbeit mit Betroffenen, die an PPD leiden, bedeutet, sich mit vielfältigen Einflussfaktoren zu beschäftigen, die auslösend für die Erkrankung sein können. Da die PPD als multifaktorielles Geschehen gesehen wird, sind sowohl die Auslöser als auch die Möglichkeiten, Ressourcen zu entwickeln oder vorhandene zu entdecken, im individuellen und partnerschaftlichen Bereich, im sozialen Umfeld und Lebenskontext der Betroffenen zu suchen.

Individuelle Faktoren

Schwangerschaft, Geburt und Wochenbett sind als eine Übergangserfahrung auch immer gleichzeitig als ein kritisches Lebensereignis zu betrachten. Sie setzen unterschiedliche psychische Anpassungsleistungen voraus, die einer Frau abverlangt werden. Sie betreffen die Veränderung des Körperbildes, die Beziehung zu sich selbst, die Veränderung der Beziehung zum Partner, im sozialen Umfeld, im Beruf, in der Beziehung zur Herkunftsfamilie.

Sind von der Empfängnis bis zur Geburt Mutter und Kind tatsächlich körperlich eine Einheit, muss ab der Geburt Getrenntheit wahrgenommen werden und gleichzeitig unterschieden werden zwischen eigenen Bedürfnissen und jenen des Kindes. Dies ist der Zustand der Mutterschaft.

Daniel Stern beschreibt in seinem Buch „Die Geburt einer Mutter" eindrucksvoll die umwälzenden Veränderungen, die sich während einer Schwangerschaft innerlich abspielen.

Vater- und Muttersein ist also einerseits natürlich das Ergebnis einer wachsenden Beziehung zu einem Kind, aber auch die Vielzahl von erworbenen Einstellungen, dem Ergebnis unserer eigenen Erziehung, von subjektiven Vorstellungen, Träumen über die eigene Rolle als Mutter und Vater und auch über die Rolle des Kindes im Leben.

Das bedeutet, längst bevor wir das Kind tatsächlich und leibhaftig in unserer Mitte haben, ist es längst in unserem Kopf vorhanden. Wir knüpfen Erwartungen, Vorstellungen, Ziele und Werte daran, haben Bilder über den Umgang mit ihm und wie wir es haben möchten – das Bild vom „gelungenen Kind."

Diese Vorstellungen wachsen und nehmen umso mehr Formen an, je länger wir auf ein Kind warten müssen. Es entsteht daraus oft eine Idealbild, das der Realität gar nicht mehr entsprechen kann.

Bilder im Kopf sind sicher zum Teil hilfreich, sie ermöglichen eine subjektive Mutter- oder Vatervorstellung, die auch hilft, sich auf diese Rolle tatsächlich einzulassen, andererseits können diese Bilder das Beziehungsleben zum Kind enorm erschweren, wenn die Realität mit der idealisierten Vorstellung völlig auseinanderklafft.

Das Bild von sich als Mutter, ein Familienbild und ein Bild eines Kindes als Imagination kann – individuell verschieden – eine Bandbreite darstellen von einem völlig idealisierten, sämtliche ambivalenten Gefühle abspaltenden bis zu einem ängstlich, von der eigenen Unfähigkeit überzeugten Mutterbild.

Dieses entworfene internalisierte Bild von sich als Mutter ist wiederum durch eigene Erfahrungen als Kind geprägt. Jede Schwangerschaft – oder jeder Kinderwunsch – aktualisiert die Gefühle, die man aufgrund der Erfahrungen mit den eigenen Eltern verbindet, wie sehr man sich umsorgt, beantwortet, verstanden gefühlt hat, wie man die Bindung zu Mutter und Vater erlebt hat.

Wie ähnlich beziehungsweise wie anders muss man selbst als „neue" Mutter im Gegensatz zur eigenen Mutter sein? Hat man genug bekommen im Laufe der eigenen Entwicklung oder ist man selbst noch sehr bedürftig?

Hatte man selbst eine „sichere Basis", von der aus voll Vertrauen Kräfte, Fertigkeiten, ein sich Entfernen und Wiederkehren geübt werden konnten?

Bowlby nennt diese Bindungsart „sichere Bindung" und unterscheidet zwei weitere Bindungsarten: „ängstlich vermeidende" und „ängstlich ambivalente".

Studien an Mutter-Kind-Kommunikation (*Ainsworth* et al., 1971, *Bretherton* 1987) zeigen deutlich, dass sichere Bindung eine gefühlsbetonte, spontane Kommunikation ermöglicht, während eine ängstlich-vermeidende oder ängstlich-ambivalente Bindung von Missverstehen, später oder unangemessener Reaktion auf Bedürfnisse des Kindes gekennzeichnet ist.

Sicheres Bindungsmuster macht ein neugierig-exploratives Verhalten möglich, das man in neuen, fremden Situationen oder auch in Krisen braucht, um sie bewältigen zu können.

Neugier ist eine Kraft, die ein grundsätzliches Vertrauen in die eigenen Fähigkeiten voraussetzt. Diese Haltung ist eine wichtige Ressource in der neuen Rolle der Mutterschaft: Ich bin neugierig auf das Kind, wie wird es sein, Zuversicht, einander verstehen lernen zu können.

Mütter, die diese zuversichtliche Lebenshaltung, das Vertrauen in die eigenen Fähigkeiten, die Gewissheit, dass sie durch Taten etwas verändern können, nicht lernen konnten, sind weitaus anfälliger, sich überfordert zu fühlen, sich hilflos und ausgeliefert zu erleben – also in der

schwierigen Phase mit einem neugeborenen Kind gefährdet, depressiv zu werden.

Das Zustandekommen der Schwangerschaft wird ein wichtiger Stein im Gesamtpuzzle der Auslösefaktoren der PPD sein. Je sehnlicher eine Schwangerschaft herbeigewünscht wurde, desto höher ist die Gefahr, sich selbst mit einem hohen Mutteridealbild zu überfordern, alle Emotionen, die mit Angst, Sorge, Ärger oder Belastung zu tun haben, weg zu schieben in der Erwartung, nur Freude empfinden zu dürfen. Der Druck, der durch die Schere der Realität und des Wunschbildes entsteht, wenn sich nach der Geburt das übergroße Glücksgefühl nicht einstellen will, sondern Müdigkeit, Antriebslosigkeit, Niedergeschlagenheit an dessen Stelle treten, lässt Schuld- und Schamgefühle entstehen. Gemeinsam mit den Unzulänglichkeitsgefühlen bilden sie eine Spirale, die immer verzweifelter macht. Diese Gefühle verhindern gleichzeitig, sich an das Umfeld zu wenden, Unterstützung zu holen. Es wird nicht gewagt, sich und den anderen seinen Zustand einzugestehen, aus Angst, nicht verstanden zu werden, als schwach und unfähig verurteilt zu werden.

In einer retrospektiven Studie an Paaren mit jahrelangem Kinderwunsch, wurden Paare, die entweder mit IVF oder mit Spendersamen zu einem Kind kamen, mit Paaren verglichen, die auf normalem Weg Eltern wurden.

Sie ging unter anderem der Frage nach, wie sich Eltern, die mit medizinischer Unterstützung ein Kind bekamen, erleben, und wie hoch ihr Anspruch an ihre Mutter- und Vaterrolle ist. Gefragt wurde ebenfalls danach, wieweit die Erwartungen, die vor der Geburt gehegt wurden, auch tatsächlich eingetroffen sind.

Statistisch auffällig war, dass Paare, die nicht leicht oder mit medizinischer Unterstützung schwanger wurden, weitaus höhere Idealvorstellungen vom Muttersein aufwiesen: „Eine Mutter sollte ihre eigenen Bedürfnisse gegenüber dem Kind mit Freude hintanstellen, sie muss immer für das Kind da sein" Ebenso signifikant häufiger kam die Antwort, dass die Zeit nach der Geburt „weitaus anstrengender als vorgestellt" erlebt wurde (*Fiegl* und *Kemeter*, 1991).

Nicht minder schwierig ist die Ausgangssituation für Schwangerschaft und Mutterschaft, wenn die Empfängnis ungewollt war, nicht in den momentanen Lebenskontext passt und daher schon per se eine Überforderung darstellt.

═ Partnerschaft

Schwangerschaft, Geburt und das Leben mit dem Kind bewirken große Veränderungen innerhalb einer Partnerschaft. Aus einer Dyade wird eine Tryade, die Rollenbilder müssen nach und nach angepasst und

erweitert werden, die erste Zeit nach der Geburt ist meist auch eine Belastungsprobe für die Paarbeziehung. Das Gelingen der Beziehung zum Kind hängt nicht zuletzt auch von der Qualität der Beziehung zum Partner und Kindesvater ab.

Bei Frauen, die an einer PPD erkranken, ist häufig hier ein Defizit zu finden. Es fehlen die Unterstützung, das Verständnis und die emotionale – oft auch die physische – Präsenz des Partners. Oft werden Erwartungen an die Frau gestellt, als wäre die Situation wie vor dem Kind: In Hinblick auf Sexualität, Haushaltsführung, Versorgen des Partners, Versorgen eventuell bereits vorhandener Kinder.

Um mit der Situation der Schwangerschaft und des Wochenbettes gut umgehen zu können, benötigt die Frau den Partner oder eine andere verlässliche Bezugsperson. *Winnicott* (1957, 1965) beschreibt die Rolle des Vaters als eine der Stütze, hinter der Mutter stehend, die Mutter-Kind-Dyade schützend und haltend.

Ist diese Möglichkeit, unmittelbare emotionale und praktische Hilfe Tag und Nacht zur Verfügung zu haben, nicht vorhanden, stellt dies einen erheblichen Risikofaktor dar. Dies gilt auch für sehr junge Mütter und Väter, in deren Lebenskontext dieser Reifeschritt zu früh erscheint.

═ Soziales Umfeld, Herkunftsfamilie

Trotz der Veränderungen des Rollenbildes der Frau, haben sich sehr tradierte Einstellungen in unserer Gesellschaft erhalten: eine Idealisierung der Mutterschaft. Eine Frau hat glücklich über das Schwangerwerden zu sein, die „gute Hoffnung" als Zustand freudiger Erwartung.

Wie fühlt sich eine Frau, wenn die Schwangerschaft alles andere als eine Zeit freudiger Erwartung ist, weil sie ungewollt ist, Komplikationen auftreten, sie sich körperlich nicht wohl fühlt, Ängste hat.

Die Herkunftsfamilien und das soziale Umfeld bilden das wichtige Netz, das Ressourcen zur Verfügung stellen kann, entlasten kann, Mut machen, Erfahrungen weitergeben.

Doch nicht nur auf das faktische Vorhandensein eines Netzwerkes kommt es an, sondern ausschließlich darauf, wie hilfreich und unterstützend die Personen von der betroffenen Frau erlebt werden (*Ringler*, 2001).

Mangelnder sozialer Rückhalt stellt bewiesenermaßen einen Risikofaktor bei der Entstehung der PPD dar. Dieser Mangel kann tatsächliches Fehlen von Außenressourcen sein, jedoch auch ein Zuviel an Zuwendungen von außen in Form von Besserwisserei, die die Unzulänglichkeitsgefühle der jungen Mutter nährt, grenzüberschreitende Einmischung durch wohlmeinende Großeltern.

Zum sozialen Umfeld ist auch das berufliche zu zählen. Mit der letzten Phase einer Schwangerschaft beginnt auch eine Zeit des Rückzugs aus dem Beruf. Für einen längeren Zeitraum bestimmt nun der Rhythmus des Kindes den Ablauf des Tages, die Möglichkeiten, sich zuvor selbstverständlichen Interessen zu widmen sind stark eingeschränkt. Oftmals fühlen sich Frauen isoliert, einsam, intellektuell unterfordert, die Gesellschaft anderer Erwachsener wird vermisst.

Es ist zu unterscheiden zwischen psychosozialen Risikofaktoren und Auslösefaktoren der PPD. Auslösende Faktoren haben überwiegend damit zu tun, wie Probleme, die mit der Elternschaft einhergehen, erlebt werden. Hier geht es allein um die subjektive Einschätzung der Betroffenen und deren Erleben, deren Selbstkonzept und Vorstellungen von Mütterlichkeit.

Als ein weiterer Faktor der seelischen Krise post partum gilt ein traumatisches Geburtserlebnis. Hier könnte sehr früh – bereits in der Klinik – Hilfestellung eingeleitet werden

Wichtig ist hier allerdings festzustellen, dass es individuell sehr verschieden sein kann, was als traumatisch erlebt wird. Dies muss sich keinesfalls mit „objektiven" äußeren Faktoren decken. Die persönliche Bewertung des Geburtsablaufes ist zentral, das Ausmaß der Abweichung von den Vorstellungen der Betroffenen, wie weit Erwartungen, die die Betroffene an sich selbst stellte, erfüllt werden konnten. Abweichungen von Idealvorstellungen können Teil der Ätiologie der Depression sein (*Springer-Kremser*, 1992).

Als psychosoziale Risikovariable gelten: mangelnde soziale Unterstützung, Ängste, bereits vorangegangene depressive Zustände, niedere Bildung, schlechte wirtschaftliche Lage, Partnerlosigkeit, unerwünschte Schwangerschaft oder häufige Erlebnisse von körperlicher Gewalt in Kindheit und Jugend.

Was charakterisiert die psychotherapeutische Arbeit

Die Postpartale Depression ist gekennzeichnet durch traurige Niedergeschlagenheit, Insuffizienzgefühle, mangelnden Antrieb, Erschöpfung. Dem Kind gegenüber empfindet die betroffene Mutter wenig bis gar keine liebevollen Gefühle, sie fühlt sich überfordert, versorgt das Kind mechanisch und freudlos, vermeidet die Kommunikation mit dem Baby.

Das Umfeld reagiert häufig verständnislos, bestätigt somit die Gefühle der Frau, eine unfähige Mutter zu sein, alles falsch zu machen. Anstatt Zuwendung und Anerkennung zu erhalten, hört sie Kritik. Auf diese

Weise entsteht ein Teufelskreis, der immer mehr in die depressive Erkrankung hineinführt.

Es ist wichtig, diesen Zustand frühzeitig zu diagnostizieren, sehr ernst zu nehmen und professionelle Hilfe angedeihen zu lassen.

Die psychotherapeutische Arbeit hat unmittelbar, gegenwartsbezogen und fokussiert auf die momentane Lebensphase zu sein. Sie hat emotional zu stützen, aber auch die Suche nach ganz praktischen Ressourcen anzuregen und einzuleiten.

Es ist in die Arbeitsweise miteinzubeziehen, dass es sich um eine Depression in einer Krisensituation handelt, daher Strategien, die in beiden Fällen bei der Behandlung hilfreich sind, gewählt werden.

Wie auch aus der Krisenarbeit bekannt, ist Methodenpurismus wenig am Platz, es gilt: Alles was hilft, ist wichtig.

Es ist therapeutische Präsenz gefragt, aktives Ansprechen von relevanten Themen, Erklären von Zusammenhängen, emotionales Stützen, Halt geben, eine verlässliche Beziehung bieten und einfühlsames Geben von Anregungen.

In ihrem Zustand scheint der betroffenen Frau jedes Vorhaben zu viel, den Bedürfnissen des Babys ist nicht zu „entkommen", es fordert ununterbrochen und lässt der Mutter kaum Zeit für sich selbst.

Die psychotherapeutische Arbeit zielt darauf, ihr Raum zu bieten, aggressive Gefühle gegen das Kind, das ihr jegliche Kraft nimmt und sie einengt, aussprechen zu dürfen, die mangelnde Zuneigung eingestehen zu dürfen und die gleichzeitig sie beherrschenden enormen Schuldgefühle.

Besondere Aufmerksamkeit ist Hinweisen zu schenken, die darauf deuten könnten, dass sich die Frau mit dem Gedanken trägt, sich selbst oder aber auch ihrem Kind etwas anzutun.

Dieses An- und Aussprechen widersprüchlicher heftiger scham- und schuldbesetzter Gefühle ermöglichen die erste emotionale Entlastung.

Nach und nach muss die Patientin ermutigt und motiviert werden, sich eine Tagesstruktur zu schaffen. Wie in der Therapie mit depressiven PatientInnen gilt hier die Strategie der kleinst möglichen Schritte, sich erreichbare Ziele in überschaubaren Zeiträumen zu stecken.

Gelungene Schritte sind deutlich zu verstärken und die Mutter anzuleiten, ihre Erfolge auch selbst anzuerkennen.

Wie schon weiter oben beschrieben, ist es für die Patientin wichtig zu lernen, zwischen den Bedürfnissen des Kindes und den eigenen zu unterscheiden, die eigenen zu identifizieren, reale Möglichkeiten der Entlastung zu organisieren. Ansprüche der Umwelt darauf prüfen, ob sie mit den vorhandenen Kraftreserven, aber auch mit den eigenen Wertvorstellungen vereinbar sind.

Das eventuell übersteigerte Mutter-Idealbild ist zu hinterfragen, nachzuforschen, woraus es sich zusammensetzt, woher die hohen Ansprüche an sich selbst als Mutter herrühren. Die therapeutische Aufgabe besteht darin, immer wieder den Bezug zwischen Idealvorstellung und Realität herzustellen.

Es geht darum, zu entängstigen und Mut zu machen, keine „perfekte" Mutter sein zu müssen, sondern eine „good enough mother" (*Winnicott*) zu sein, die bereit ist, sich auf einen Dialog des Lernens mit dem Kind einzulassen.

Möglichkeiten der praktischen Entlastung in der Alltagsarbeit sind gemeinsam zu finden: Wer kann zeitweise das Kind zur Betreuung übernehmen, dass wieder Kraft gesammelt werden kann, Interessen aus dem „Leben davor" nachgegangen werden kann?

Das unmittelbare Umfeld der betroffenen Mutter reagiert meist mit Unverständnis oder gar mit Verachtung, alle sind unangenehm und peinlich von der Tatsache berührt, dass die junge Frau nicht im Stande ist, das scheinbar „Normalste" zu schaffen, nämlich ein Kind zu versorgen und dazu auch noch glücklich zu sein.

Andererseits bedeutet die Erkrankung der Frau auch eine enorme Belastung für Partner und Umfeld. Sie sehen sich hilflos einer Frau gegenüber, die ihr Kind ablehnt, sichtlich leidet, und es nur notdürftig versorgt.

Daher ist es wichtig, das unmittelbare Umfeld, vor allem aber den Lebenspartner mit in die psychotherapeutische Arbeit einzubeziehen. Vor allem ist es das vordringlichste Ziel, den Ernst der Lage zu erklären, damit Verständnis für das Krankheitsbild entwickelt werden kann.

Gemeinsam ist dann zu erarbeiten, was wer von wem erwartet, wo Unterstützung hilfreich eingesetzt werden kann, welche Lösungsansätze gefunden werden können und wie für Mutter und Kind so viel Freiraum geschaffen werden kann, einander möglichst belastungsarm kennen zu lernen, sodass es der Mutter möglich wird, Schritt für Schritt eine emotionale Beziehung zu dem Kind zu entwickeln. Dafür braucht sie Verständnis aus ihrem Umfeld, Rückenstärkung durch den Partner, Ermutigung und Bestätigung durch relevante Bezugspersonen. Liebevoll unterstützende Beziehungen sollen ihr helfen, Selbstvertrauen aufzubauen und Vertrauen in ihre Fähigkeiten zu entwickeln.

Zusammenfassung

Zusammenfassend ist festzustellen, dass folgende Bereiche die Kernthemen in der psychotherapeutischen Arbeit mit Betroffenen, die an post partum Depressionen leiden, darstellen:

Exploration und Bearbeitung

- Entstehung der SS (überraschend, ungewollt, lang ersehnt, nach medizinischen Behandlungen, nach Vergewaltigung)
- Verlauf der SS: Probleme (Hyperemesis, Blutungen, hoher Blutdruck, Liegekuren, unklare Befunde bei Pränataldiagnostik usw.)
- Subjektives Erleben der Schwangerschaft: psychische und physische Veränderungen
- Subjektives Erleben des Geburtsgeschehens
- Physische Überforderung: Problemkind: Schreibaby, schläft nie durch

Individuelle Faktoren

- Gab es früher schon depressive Episoden?
- Erleben der eigenen Kindheit und Elternbindung
- Life events
- Individuelle Vorstellungen vom Muttersein, Bilder im Kopf vom „gelungenen Kind"
- Ansprüche an sich selbst
- Wofür steht das Kind? Welche „Aufträge" hat es zu erfüllen: Befriedigung eigener Bedürfnisse, Stammhalter, Kitt für die Beziehung …

Partnerschaftliche, paardynamische Faktoren

- Qualität der Paarbeziehung
- Ist Partner Stütze?
- Gewünschte SS? Lange ersehnte SS?
- Erwartungen an den Partner

Soziale Faktoren

- Momentaner Lebenskontext der betroffenen Frau: Alter (ganz jung, „alt"), soziales Netzwerk, Herkunftsfamilien, Arbeitskontext, finanzielle Situation, Wohnsituation, das wievielte Kind, Partnerschaft, Verwahrlosung
- Umfeld: Erwartungen des Umfeldes, Einmischungen von außen (z.B. Herkunftsfamilien, Schwiegermütter …)
- Subjektiv erlebte Unterstützung/Familie, Freunde, Netzwerk

Psychotherapeutische Arbeit

- Lösungsorientiertes Arbeiten, Ressourcenarbeit
- Praktische Anleitungen, Hilfestellungen
- Emotionale Stütze, Holding function

- Partner mit einbeziehen, eventuell auch andere relevante Bezugspersonen
- Aussprechen der Gefühle (Wut, Angst, Schuld, Scham)
- Arbeit auf drei Ebenen: kognitiv (Wissen um PPD, Bindung Mutter/Kind) emotional (Gefühle an- und aussprechen), Verhalten (Strategien zur Hilfe)
- Weg der kleinen Schritte – Überschaubarkeit, Planen des Tagesablaufes – Arbeit an vorstellbaren erreichbaren Zielen

In Untersuchungen zeigte sich, dass die Erreichbarkeit durch professionelle Hilfe von Frauen mit PPD relativ gering ist. Das bedeutet, psychotherapeutische Unterstützung braucht einen „Vorlauf", der schon während der Schwangerschaft beginnen muss. In Geburtsvorbereitungskursen sollte bereits auf die Möglichkeit einer Depression post partum hingewiesen werden und Informationen darüber gegeben werden, wo Hilfe zu erhalten ist.

Elisabeth Herz weist in ihrer Studie darauf hin, dass die Mutter-Kind-Pass-Untersuchungen eine Gelegenheit wären, hier Risikofaktoren zu erfassen und so rechtzeitig Hilfe einzuleiten, andererseits postpartal die Untersuchungen dahingehend zu nutzen, um auch die psychische Befindlichkeit der Mutter festzustellen.

Es ist nötig, das Thema postpartale Depression zu enttabuisieren, den Mythos der uneingeschränkten Mutterliebe vom ersten Augenblick an und der ungetrübten Freude an dem Neuankömmling zu „enttarnen" und daraus ein realistisch lebbares Bild zu entwerfen.

═══ Literatur

Bowlby, J (1988) Elternbindung und Persönlichkeitsentwicklung. Dexterverlag, Heidelberg

Fiegl J, Kemeter P (1991) Katamnestische Untersuchung von Paaren mit Kindern nach In-vitro-Fertilisation oder Samenspende. In: Brähler, E, Meyer A (Hrsg) Psychologische Probleme in der Reproduktionsmedizin, Jahrbuch der psychologischen Medizin 5. Springer, Berlin Heidelberg New York Tokyo

Fiegl J (2004) Unerfüllter Kinderwunsch; Das Wechselspiel von Körper und Seele. Verlag Patmos, Düsseldorf

Herz E et al (1997) Nicht-psychotische postpartal Depression. Pilotstudie zur Epidemiologie und Risikofaktoren. Geburtshilfe und Frauenheilkunde 57: 282–288

Mirowsky J, Ross C E (1989) Social causes of psychological distress. Aldine de Gruyter, New York

Ringler M (2001) Schwangerschaft, Geburt und Wochenbett. In: Springer-Kremser M, Ringler M, Eder A (Hrsg) Patient Frau, Psychosomatik im weiblichen Lebenszyklus, 2. Aufl. Springer, Wien New York

Springer-Kremser M, Ivanek S (1992) Zur Diagnose und Behandlung von Wochenbett-Blues/Depression/Psychose. In: Ringler M, Fennesz U, Springer-Kremser M (Hrsg) Frauen Krankheiten. WUV Universitätsverlag, Wien
Stern N, Bruschweiler-Stern (2002) Die Geburt einer Mutter. Piper, München
Winnicott, DW (1988) Reifungsprozesse und fördernde Umwelt. Fischer, Frankfurt am Main

MARIA WEISSENBÖCK

Psychotherapeutische Aspekte in der Behandlung der postpartalen Depression in der Praxis

═ Auftreten und Verlauf

Bei der postpartalen Depression handelt es sich um eine länger andauernde Erkrankung, die während des gesamten ersten Jahres nach der Geburt auftreten kann.

Die Häufigkeit des Auftretens dieser psychischen Erkrankung scheint sich in den letzten Jahren stark erhöht zu haben. Doch bereits vor mehr als 30 Jahren wurde sie beschrieben.

Allerdings sind Frauen heutzutage eher bereit, über ihr psychisches Wohlbefinden kritischer zu reflektieren und v.a. dieses auch andere wissen zu lassen, besonders auch Ärzte.

Noch dazu bestätigten viele Forschungsarbeiten die psychischen Erkrankung nach der Geburt und wir wissen, dass PPD eine hohe Inzidenz und Prävalenz hat.

Immerhin sind es ca. 22 Prozent der Frauen, die nach der Geburt an dieser Krankheit leiden.

Das Problem bei der Erfassung der Krankheit besteht darin, dass Frauen erst ab ungefähr 3 Monaten nach der Geburt ganz deutliche depressive Symptome erleben und daran leiden.

Diese sind folgende:

- Antriebslosigkeit und Interessensverlust
- Appetit- und Konzentrationsstörungen
- Extreme Müdigkeit, dennoch große Ein- und Durchschlafprobleme
- Ängste und Affektlabilität
- Schuldgefühle und Ängste
- Zwangs- und Panikgedanken
- Suizidgedanken

Es ist leicht vorzustellen, dass sich daraus ein fataler Kreislauf ergibt: häufig entwickeln Frauen eine Chronifizierung der Depression und vor allem leidet die Mutter-Kind-Beziehung ganz erheblich darunter. Es ist erwiesen, dass Kinder postpartal depressiver Mütter häufig verhaltensauffällig sind oder kognitive Entwicklungsstörungen aufweisen – und das bis ins Schulalter.

Entstehungs- und Risikofaktoren

Eindeutige Entstehungs- bzw. Risikofaktoren wurden noch nicht identifiziert, vielmehr handelt es sich mit Sicherheit um ein Zusammenspiel einiger Faktoren.

In meiner therapeutischen Arbeit kann ich jedoch bei den betroffenen Frauen verstärkte psycho-soziale Probleme feststellen.

Sie haben mangelnde soziale Kontakte und leiden vermehrt unter Partnerkonflikten.

Daraus entstehen Stress und Ängste bezüglich der Zukunft mit dem Baby.

Nicht zu übersehen ist auch die durch die Karenz resultierende Abhängigkeit der Frau; diese zeigt sich nicht nur in finanzieller Hinsicht, sondern auch bezüglich sozialer Anerkennung.

Meiner Erfahrung nach spielt auch die Integration der Mutter eine große Rolle. Oftmals beobachtete ich, dass besonders Immigrantinnen der 2. Generation Probleme hatten.

Diese Mütter waren alle insgesamt sozial sehr gut integriert, doch die emotionale Verwurzelung erschien zwiegespalten.

Hypothetisch gesehen spielt nicht nur die Zerrissenheit in der Kulturzugehörigkeit eine Rolle, sondern die bereits oben erwähnte Auswirkung einer möglichen depressiven Grundstimmung ihrer eigenen Mütter zum Zeitpunkt ihrer eigenen Säuglingszeit.

Das würde die große und schwerwiegende Bedeutung für die Mutter-Kind-Bindung und der kindlichen (emotionalen) Entwicklung beweisen.

Einen weiteren Auslösefaktor stellt natürlich die Prädisposition bezüglich psychiatrischer Grund- und Früherkrankungen dar. Daher ist es von großer Bedeutung, dass Schwangere bereits während der Schwangerschaft bei ihren Routineuntersuchungen nach psychiatrischen Vorerkrankungen befragt werden.

Es wurde herausgefunden, dass Frauen mit postpartaler Depression bereits während der Schwangerschaft häufiger und stärker unter Stress, Ängsten geringerer sozialer und emotionaler Unterstützung und geringerer Zufriedenheit in der Beziehung litten.

Die Erfassung früherer und aktueller psychischer Erkrankungen und möglichst unmittelbare therapeutische Hilfe sind somit von großer Bedeutung dafür, ob und wie ausgeprägt eine postpartale Depression auftritt.

═ Prävention und Therapie

Wenn auch immer Schwangerschaft, Geburt und Mutterschaft mit „Mutterglück" assoziiert werden, ist die Praxis davon oft meilenweit entfernt.

Frauen erleben oft sehr stark diese Diskrepanz und gehen damit auch immer mehr in die Öffentlichkeit.

Sie sprechen untereinander darüber, berichten ihrem Gynäkologen oder ihrer Gynäkologin, ihrer Hebamme darüber, und scheuen sich nicht, professionelle Hilfe in Anspruch zu nehmen.

Das ist eine große Wandlung die in während der letzten Jahre eingesetzt hat.

Folgende Probleme werden wahrgenommen:

– Mangelhafte oder fehlende Gefühle und Bindung zum Kind
– Veränderungen bzw. Verschlechterung der Beziehung
– Fehlende soziale Integration oder massive Veränderung dieser
– Wachsende Abhängigkeit vom Partner oder den jeweiligen Herkunftsfamilien
– Veränderungen der eigenen Prioritäten

Je früher eine Behandlung begonnen werden kann, desto früher und besser ist das natürlich für die Mutter und das Kind.

Zunächst ist es von Vorteil, die Bedürfnisse und Probleme der *„Ich-Ebene"* zu erarbeiten. Diese sind unter anderem:

– Interpersonelle Defizite
– Der bevorstehende oder bereits erfolgte soziale Rollenwechsel
– Schuldgefühle sich selbst und dem Baby gegenüber
– Enttäuschte Erwartungen an sich und das soziale Umfeld
– Geschichte der Herkunftsfamilie
– Eventuelle frühere Beziehungen und/oder Schwangerschaften, Interruptionen und Geburten

Daraus ergeben sich sehr spontan die erlebten Defizite und Probleme auf der *„Paarbeziehungs-Ebene"*:

– Mangelnde oder fehlende Unterstützung des Partners (emotional wie auch in Alltagsbereichen)
– Fehlende Zeit füreinander und auch jeweils für sich allein und die eigenen Freunde
– Erlebte Abhängigkeit (finanziell, emotionell)
– Fehlende Perspektiven für die eigene und gemeinsame Persönlichkeitsentwicklung
– Alltagsroutine

Natürlich stellt sich auch die „Mutter-Kind-Beziehung" in den Mittelpunkt der therapeutischen Arbeit. Diese hat unter anderem folgende Schwerpunktthemen:

- Enttäuschte Erwartungen an sich und das Baby
- Aufbrechende Emotionen wie Ärger, Zorn
- Zwangsgedanken, Ängste, Panik
- Schuldgefühle
- Überforderung durch Isolation, mangelhafte Unterstützung und Informationen

Therapieverlauf und Abschluss/Ergebnisse

Frauen, ob sie nun schwanger sind oder bereits geboren haben, sind sich ihrer psychischen Probleme bewusst. Werden sie darauf angesprochen, nehmen sie das Therapieangebot gut an.

Die Frauen profitieren von der Bearbeitung eigener Probleme und Erarbeitung neuer Verhaltensweisen für sich selbst und natürlich auch für ihre Mutter-Kind-Beziehung. Daneben werden die sozialen wie eigenen Erwartungen der Realität angeglichen

Es verbessern sich zusehends folgende Parameter:

- Beziehungsaufbau und Erhaltung dieser
- Verringerung der sozialen Isolation
- Verbesserung der Mutter-Kind-Beziehung
- Erkennen der eigenen Kompetenz
- Verbesserung des emotionalen Erlebens, weniger Sress

Wie Studien zeigten, ist PPD eine durchwegs ernstzunehmende Erkrankung während der prä- und postpartalen Zeit, die – wenn nicht behandelt – zur Chronifizierung sämtlicher Symptome von Depressionen führen.

Jedoch nicht nur die Frau allein ist von dieser Erkrankung betroffen, sondern die Auswirkungen führen auch zu einer beträchtlichen Einschränkung und Verzögerung der kindlichen Entwicklung.

Daher sollten schwangeren Frauen:

- Auf ihre psychische Belastung hin befragt werden
- Psychotherapie angeboten bekommen
- Wenn nötig postpartal in einer Mutter-Kind-Tagesklinik oder
- Stationäre Mutter-Kind-Behandlung bekommen

Dazu wäre eine multiprofessionelle Zusammenarbeit erstrebenswert, ebenso wie eine gute und v.a. praxisorientierte Vernetzung derselben.

= Fallbeispiele

— Fallbeispiel 1

Frau M. ist 32 Jahre alt. Sie nimmt telefonisch mit mir Kontakt auf. Ihrer Gynäkologin war ihr müdes Aussehen aufgefallen und sie hatte ihr meine Telefonnummer gegeben.

Wir machen einen Termin für das Erstgespräch aus.

Erstgespräch

Sie beschreibt mir Folgendes: Bald nach der Geburt ihres ersten Kindes spürte sie eine immer stärker werdende Antriebslosigkeit. Nichts und niemand konnte sie auf andere Gedanken bringen. Sie kann keine Freude über ihr Kind spüren und hat ständig Angst, etwas falsch zu machen.

Weiterer Verlauf

Während der Schwangerschaft war sie überzeugt gewesen „alles wäre zu schaffen, denn so viele Frauen könnten es ja auch".

Doch bereits bald nach der Geburt wurde sie zunehmend unsicher. Immer wieder fragte sie die Kinderschwester um Hilfe und konnte nur sehr schwer eigene Entscheidungen treffen.

Zu Hause wurde es immer ärger.

Doch sie konnte das Kind auch nicht durch ihre Mutter betreuen lassen, die ihre Hilfe angeboten hatte. Auch zu ihrem Partner hatte sie kaum Vertrauen.

Ein weiteres Problem ist die Isolation. Sie getraut sich nicht außer Haus, denn sie fürchtet, das Kind könnte unterwegs zu weinen beginnen und alle Leute würden unweigerlich auf sie aufmerksam und würden sie für eine schlechte Mutter halten. So würde sie wieder eine Bestätigung dafür bekommen, wovon sie ja ohnehin so überzeugt war.

Langsam beginnt sie aus den alltäglichen Arbeiten Vertrauen in ihre Fähigkeiten zu gewinnen.

Ihr Kind selbst zeigt sich in seinem Verhalten recht ausgeglichen und kommunikationsbereit, was sie bald gut versteht und erwidert.

Bald erkennt sie die eigenen Bedürfnisse klar und kann nun die Hilfe anderer selbst einholen und für sich nicht mehr als Bestätigung ihrer Unfähigkeit verstehen.

Sie traut sich immer mehr zu und bereits nach ein paar Stunden Psychotherapie schafft sie es, allein mit ihrem Kind weitere Strecken im Auto oder in öffentlichen Verkehrsmitteln zurückzulegen.

Sie selbst meint abschließend, man hätte einerseits ihre Probleme bereits im Wochenbett erkennen können, denn sie konnte damals kaum schlafen, war stets unsicher und beunruhigt. Dass man sie alsbald in ein

Einzelzimmer verlegt habe („also war ja doch was auffällig"), hätte ihr nicht wirklich geholfen, sondern in eine Isolation gesteuert.

Anders, so meint sie, wäre es beim Kinderarzt gewesen: für diese kurze Zeit, die sie in seiner Ordination war, konnte sie sich „ordentlich zusammenreißen. Außerdem hätte der ohnehin nie gefragt, wie es ihr ginge".

Nach einigen Monaten konnten wir die Therapie gut abschließen.

___ Fallbeispiel 2

Frau S. wird mir vom Frauengesundheitszentrum zugewiesen. Sie bräuchte dringend Hilfe, denn sie käme mit ihrer Situation nicht gut zurecht.

Erstgespräch

Sie ist 36 Jahre alt und hatte 4 Monate zuvor ihr erstes Kind geboren.

Zuerst war alles in Ordnung gewesen, als das Kind ca. 10 Wochen alt war veränderte sich ihr Verhalten und Erleben aber ziemlich:

Sie konnte den Alltag nicht mehr bewältigen, alles überforderte sie. Dem Kinderarzt war ihr Verhalten dem Kind gegenüber aufgefallen und er hatte mit dem Partner der Frau Kontakt aufgenommen.

Sie konnten die Frau überzeugen – was recht einfach war – sich zusammen mit dem Kind in eine Klinik aufnehmen zu lassen.

Dort wurden ihre Interaktion mit dem Kind beobachtet und mit ihr neue Verhaltensweisen erarbeitet.

Ihr selbst erschien der Aufenthalt in der Klinik noch recht trist, stundenlang wäre sie mit ihrem Kind – so ihre Aussage – spazieren gewesen und hätte kaum eine Beziehung zu ihm gespürt. Es war alles nur Pflichtbewusstsein.

Sie wurde nach Haus entlassen, nachdem die Wirkung der Medikamente sich einstellte und sich ihr Verhalten stabilisierte. Die Auflage war, psychotherapeutische Behandlung in Anspruch zu nehmen.

Weiterer Verlauf

Sie erscheint immer sehr pünktlich, etwas unsicher wirkend. Diese Unsicherheit zeigt sich in der Auswahl der eigenen zum Wetter passenden Kleidung, wie auch der des Kindes, weiters bei der Ernährung.

Das Kind selbst, ein Bub, ist sehr ruhig und verbringt die Stunde immer im mitgebrachten Autositz. Der gesuchte Augenkontakt zu seiner Mutter wird kaum bemerkt und beantwortet. Er wirkt oft enttäuscht. Er scheint in der motorischen Entwicklung etwas verzögert, ist aber ansonsten ein sehr freundliches Kind, das gut Kontakt aufnehmen und halten kann.

Zusammen gehen wir ihre eigenen Erfahrungen als Kind durch. Sie selbst beschreibt ihre Eltern als sehr konservativ, die ihr nicht viel zutrauten und die meisten Entscheidungen für sie getroffen hatten.

Langsam erarbeitet sie, in welchen Bereichen ihres Lebens, v.a. im Alltag, sie Entscheidungen getroffen hatte, die gut und der Situation entsprachen.

So gehen wir ihren Alltag durch, auch die Planung desselben.

Sie trifft zunehmend sichere und passende Entscheidungen und traut sich aus ihrer Isolation heraus zu kommen. Sie beginnt regelmäßig eine Mutter-Kind-Gruppe zu besuchen, wo sie sich anfangs zwar auch sehr unsicher fühlt, doch sie erfährt immer mehr Anerkennung in der Gruppe.

Das Kind verändert zusehends parallel zur Verbesserung der psychischen Situation der Mutter sein Verhalten. Er wird aufgeweckter und fordernder. Der zuvor häufig ins Leere gehende Augenkontakt zu seiner Mutter wird nun auch passend erwidert.

Binnen kurzer Zeit hat er seine motorische Entwicklungsverzögerung aufgeholt und wirkt sehr unternehmenslustig.

Nachdem es ihr sehr gut geht, kommen allerdings bei ihr Schuldgefühle und Gefühle von Traurigkeit auf, weil sie sich nicht bereits von Anfang an so ein gutes Verhältnis zu ihrem Kind gehabt hatte.

Auch das bearbeiten wir noch eingehend, bis die Therapie abgeschlossen werden kann.

Sie kommt jetzt 1x jährlich mit ihrem Sohn in meine Praxis um mir zu erzählen wie es ihnen geht und wie er sich entwickelt hat.

Es passt alles.

___ Fallbeispiel 3

Frau U. wird mir durch eine Hebamme des Hauses geschickt.

Erstgespräch

Frau U. ist in der 18. SSW. Die Schwangere ist 27 Jahre alt, stammt aus dem mittleren Osten, ist verheiratet und lebt in sehr gut gesicherten Verhältnissen. Sie selbst war bis vor kurzem berufstätig und war wegen ihres Besorgnis erregenden psychischen Zustandes vorzeitig in den Mutterschutz geschickt worden.

Sie sieht körperlich sehr mitgenommen aus, bewegt sich sehr langsam und schwerfällig.

Weiterer Verlauf

Sie beschreibt ihre Kindheit. Sie wurde im Mittleren Osten als viertes, jüngstes Kind geboren. Sie erlebt die große Familie, ist immer sehr aktiv, was auch gefördert wird.

Als sie 15 ist, stirbt ihre Mutter an Brustkrebs. Die Krankheit war zu spät erkannt worden, eine Behandlung im Ausland ist wegen Sanktionen des Westens für ihr Land nicht möglich.

Die Patientin beginnt erfolgreich zu studieren und ist weiterhin sehr aktiv.

Auf einer Reise nach Europa lernt sie ihren späteren Mann kennen. Sie heiraten nach einiger Zeit.

Sie selbst bekommt eine gute Arbeit.

Die Schwangerschaft bringt sie aber nun ganz aus dem Gleichgewicht, sie ist unfähig irgend etwas zu erledigen.

Wir gehen ihre Kindheit und Jugend durch, sie beschreibt das Verhältnis zu ihrer Mutter als sehr tief.

Sie vermisst ihre Familie, ihren Vater und ihre Geschwister.

Der Fortschritt der Therapie stagniert.

Das psychische und körperliche Wohlbefinden ändert sich sehr stark, als sie die Zeit nach der Geburt in ihrer Vorstellung durchgeht.

Sie erkennt ihre Bedürfnisse, dem Kind etwas aus der eigene Kultur mitgeben zu wollen.

Auch beginnt sie sofort etwas in die Realität umzusetzen:

Sie setzt alles ein, um die älteste Schwester nach Österreich zur Geburt kommen zu lassen.

Nach der Geburt möchte sie möglichst bald mit dem Baby zum Vater reisen, später das Kind die Muttersprache lehren.

Sie wird immer lebendiger, als sie erkennt, wie wichtig ihr die eigene Kultur ist und v.a., was sie dem Kind mitgeben kann. Sie ist sich der Werte der eigenen Kultur bewusst, auf die sie auch stolz sein kann.

Als weiteren Punkt erkennt sie, dass sie zu früh in die Karenz geschickt wurde, bzw. dass sie dies zugelassen hat. Ihr sehr kreativer Beruf fehlt ihr, sie ist in eine Isolation geraten.

Sie nimmt Kontakt mit ihrem Arbeitgeber auf, und geht öfter zum Arbeitsplatz zurück, um sachlich wie emotionell in Verbindung zu bleiben und Pläne für die Zeit nach der Karenz zu erarbeiten.

Die Geburt und die postpartum Zeit verlaufen komplikationslos. Die älteste Schwester war zeitgerecht angereist, bleibt auch einige Zeit bei ihr und betreut sie.

Als das Kind 6 Monate alt ist, fährt die Klientin mit ihm und ihrem Mann in die Heimat. Dort bleibt sie 2 Monate und kehrt danach wieder gut nach Österreich zurück.

Die Therapie ist abgeschlossen.

___ Fallbeispiel 4

Die Klientin hat über eine Bekannte von mir gehört und nimmt unverzüglich Kontakt mir mir auf.

Erstgespräch

Frau B. ist 28 Jahre alt, hatte zwei Monate zuvor ihr erstes Kind acht Wochen zu früh geboren und lebt mit ihm und ihrem Partner zusammen.

Sie ist über ihre Gedanken sehr entsetzt: sie hat wirklich Angst, ihrem Kind etwas anzutun. Das ist unvorstellbar für sie, dennoch sind da diese furchtbaren Gedanken und die Angst es zu tun. Auch ihrem Partner wird das alles zu viel.

Weiterer Verlauf

Sie erzählt von der überraschenden Geburt und ihrem Aufenthalt in der neonatologischen Abteilung einer Klinik.

Bereits damals war sie sich auf der großen Verantwortung plötzlich sehr bewusst geworden. Obwohl ihr Sohn niemals in Lebensgefahr gewesen war, war sie sehr in Sorge um ihn. Zuhause begann sie weiterhin ihn übermäßig zu betreuen. Ihr wurde bewusst, dass das Kind „total auf sie angewiesen und ihr ausgeliefert war".

Es beruhigt sie sehr, in der Therapiestunde ihre Befürchtungen ansprechen zu können.

Daneben wird aber ihr Wunsch nach Kontrolle sehr deutlich. Sie kommt darauf, dass sie das schon lange in ihrem Leben begleitet.

Sie lernt die Angst, manchmal auch Panik, auszuhalten, wenn sie sich dem Versuch Kontrolle zu haben widersetzt. Nach einigen Wochen ist sie angstfrei, wenn sie in der Wohnung Messer umherliegen sieht. Sie hat keine Sorge mehr, ihrem Kind zu schaden und genießt das Zusammensein mit ihm.

Literatur

Appleby L (2001) Treatment of postnatal depression. Arch Womens Ment Health, Springer, Wien New York

Brockington IF (1996) Motherhood and Mental Health. Oxford University Press, Oxford

Dunnewold A, Sanford DG (1996) Ich würde mich so gerne freuen. Georg Thieme, Stuttgart

Klier CM, Demal U, Katschnig H (Hrsg) (2001) Mutterglück und Mutterleid. Facultas, Wien

Schramm E (1998) Interpersonelle Psychotherapie. Schattauer, Stuttgart

CLAUDIA REINER-LAWUGGER

Postpartale Depression – was tun?
Das Wiener Modell

═ Einleitung

Auch in Österreich gibt es viele Mütter, die sowohl in der Schwangerschaft als auch nach der Geburt eine psychische Krise durchleben. Hier-
zulande ist allerdings die Selbstverständlichkeit, psychiatrische Hilfe in
Anspruch zu nehmen, in der Form wie z.B. in den USA nicht gegeben.
Nach wie vor ist der Schritt, zu einer PsychiaterIn zu gehen und damit
einzugestehen, dass es einem psychisch nicht gut geht, mit viel Scham
verbunden. Jungen Müttern, denen gesellschaftlich suggeriert wird, dass
sie mit einem Baby glücklich sein müssten, fällt dieser Schritt besonders
schwer.

Aus internationalen Studien wissen wir, dass ca. 10 bis 15 Prozent
aller Frauen in der Zeit zwischen dem 20. und dem 40. Lebensjahr an
einer Depression erkranken. Schwangere und Mütter sind davon nicht
ausgenommen. Der Unterschied besteht hier lediglich in der Besonder-
heit des Zeitpunkts der Erkrankung. Gerade dieser Zeitpunkt ist für die
Patientinnen besonders bitter, da sie natürlich für ihr Baby da sein wollen, durch die Erkrankung im Kontakt zu ihrem Kind aber behindert sind.
Die gesellschaftliche Akzeptanz einer Depression in dieser Zeit ist noch
geringer als normalerweise, und die Wahrnehmung der Umwelt ist viel
mehr auf das Baby gerichtet als auf die Mutter. Viele der postpartalen
Depressionen werden deshalb nicht wahrgenommen oder erst spät erkannt.

Rund ein Promille der Mütter entwickelt postpartal eine Psychose,
viele dieser Frauen waren vorher noch nie in psychiatrischer Behandlung. Aber auch Frauen, die an psychiatrischen Grunderkrankungen
leiden, werden schwanger, viele von ihnen sind in der Lage ihre Kinder
gut aufzuziehen. Oft brauchen aber gerade diese Mütter bereits in der

Schwangerschaft engmaschige psychiatrische Unterstützung und auch in dieser Zeit eine psychopharmakologische Therapie.

Eine ganz andere Problematik haben Eltern, deren Kinder unruhig sind, wenig schlafen und viel weinen. Wenn diese Situation anhält, kommt es rasch zu einer Erschöpfung des Betreuungssystems, zu reaktivem Verhalten und schließlich zu Interaktionsstörungen zwischen Mutter und Kind.

Alle Mütter mit den oben genannten Erkrankungen brauchen professionelle Hilfe. Vor allem bei leichten depressiven Erkrankungen können viele Probleme in niederschwelligen Einrichtungen wie Eltern-/Kindzentren, in Beratungsstellen und bei mit dem Thema vertrauten KinderärztInnen und GynäkologInnen gelöst werden. Rund 25 Prozent der erkrankten Mütter brauchen aber spezielle psychiatrische und therapeutische Hilfe. Bereits 1948 gab es in England die erste psychiatrische Mutter-Kind-Einheit. In den vergangenen 20 Jahren hat sich dieses Modell in Großbritannien etabliert. In jeder größeren Stadt sind solche Spezialabteilungen eingerichtet, derzeit sind etwa 200 Betten dafür vorgesehen. Es gibt Einheiten, die an psychiatrische Abteilungen angeschlossen sind, und solche, die als hochspezialisierte Einrichtungen selbstständig geführt werden. Weltweit wurden die unterschiedlichsten Versorgungsmodelle entwickelt (z.B.: Australisches Modell, s. Beitrag von *Justin Bilszta*).

In Wien wurde leider bis dato keine eigene psychiatrische Mutter-Kindstation errichtet. Da sich die ökonomischen Bedingungen im Gesundheitswesen deutlich verschlechtert haben und Innovation in Spitälern nur durch Schließung und Umstrukturierung anderer Einheiten zu erreichen ist, ist hier auch wenig Chance auf Veränderung in den nächsten Jahren zu erwarten.

Der Bedarf an psychiatrischer Betreuung für Mütter mit peripartalen psychischen Krisen ist aber in Wien genauso hoch wie in allen anderen Ländern. Durch die Initiative zweier – ursprünglich nicht miteinander verknüpfter – Einrichtungen, die sogar in unterschiedlichen Spitälern untergebracht sind, konnte aber in den vergangenen fünf Jahren ein neues Modell für die Versorgung dieser Patientinnen geschaffen werden.

Das Wiener Modell

– Departement für perinatale Psychiatrie, Sozialpsychiatrische Ambulanz, 2. Psychiatrische Abteilung, Otto Wagner-Spital; Leitung: Dr. Claudia Reiner-Lawugger, Abteilungsleiter: Prim. Dr. Ernst Jörg Friedl.

– Säuglingspsychosomatische Station, Pavillon 5 der Pädiatrie, Wilhelminenspital/Glanzing; Leitung: OA Dr. Josephine Schwarz-Gerö, Abteilungsleiter: Univ.-Prof. Dr. Andreas Lischka.

Der Beginn einer konstruktiven Zusammenarbeit

Im Herbst 1999 wurde an der 2. Psychiatrischen Abteilung des Otto Wagner Spitals (Wien 14) eine Patientin in einer manischen Phase aufgenommen, die ein 3 Monate altes Baby zu versorgen hatte. Am Aufnahmetag hatte sie sich zweimal mit ihrem Kind im Badezimmer eingesperrt und mit Suizid gedroht. Sie berichtete bei der Aufnahme von Schwierigkeiten und Streit mit ihrem Mann, der sie in der Betreuung ihres Sohnes kaum unterstütze. Sie fühlte sich außerdem von allem überfordert, war deutlich angespannt und konnte kaum schlafen. Eine Aufnahme war unvermeidbar. Das Kind wurde zwischenzeitlich zur Krisenintervention an der Kinderklinik im AKH aufgenommen, da der Vater aus beruflichen Gründen nicht in der Lage war, seinen Sohn zu versorgen.

Es stellte sich relativ rasch heraus, dass das Kind nicht zu lange allein an der Kinderklinik bleiben konnte. Eine Entlassung der Mutter mit Kind nach Hause war aber auch noch nicht möglich. Zu diesem Zeitpunkt war die Säuglingspsychosomatische Station der Abteilung für Kinder- und Jugendheilkunde des Wilheminenspitals/Glanzing bereit, Mutter und Kind aufzunehmen. Bedingung war aber, dass eine psychiatrische Betreuung während des Aufenthaltes zur Verfügung gestellt wird. Die ÄrztInnen der Sozialpsychiatrischen Ambulanz des Otto Wagner Spitals haben eine Betreuung vor Ort sofort zugesagt.

Die psychiatrische Konsiliar-/Liaisonbetreuung war zu diesem Zeitpunkt keine Selbstverständlichkeit, da die Abteilungen zwar örtlich nicht sehr weit voneinander entfernt sind, sich aber in zwei verschiedenen Spitälern befinden und bis dato kein psychiatrischer Konsiliardienst für das Wilheminenspital (Wien 16) eingerichtet war. Die Zusammenarbeit in dem Fall dieser Patientin war ein Schlüsselereignis für die weitere Entwicklung an beiden Abteilungen.

Durch die engmaschige psychiatrische Betreuung zu Beginn der Behandlung (tägliche Kontrollen) wurde der Pädiatrischen Abteilung von Anfang an die Sicherheit vermittelt, mit der Erkrankung der Patientin nicht alleingelassen zu werden. Viele Unsicherheiten und vielleicht auch Vorurteile auf Seiten des psychiatrisch unerfahrenen Pflegepersonals konnten in Gesprächen beseitigt werden. Gleichzeitig konnte durch die gewährende Grundhaltung der Station der Patientin viel Entlastung angeboten werden. Ein wichtiger Punkt dabei war sicherlich, dass die Patientin, da das Kind in der Nacht von der Pflege betreut wurde, die ersten Tage ihres Aufenthaltes durchschlafen konnte. Interessant war

auch die Behandlungsentwicklung, da beide Fächer unterschiedliche Schwerpunkte setzten. So zeigte die Patientin einerseits eindeutige Symptome einer manischen Erkrankung und wurde diesbezüglich psychiatrisch und psychopharmakologisch behandelt, andererseits war sie in der Interaktion mit ihrem Kind aber fast adäquat. Diese gut funktionierende Beziehung wurde in der Behandlung immer wieder betont. So wurde die Interaktion zwischen Mutter und Kind zu einer positiven, auch therapeutisch verwendeten Ressource für die Patientin. Das Aufspüren und die Entwicklung solch positiver Ressourcen ist ein wichtiger Bestandteil der gemeinsamen Arbeit. Der Fall dieser Patientin konnte für alle Seiten sehr positiv beendet werden. Sie stabilisierte sich zusehends und konnte nach vier Wochen deutlich gebessert entlassen werden. Sie wurde noch lange von der ihr mittlerweile vertrauten Psychiaterin in der Sozialpsychiatrischen Ambulanz nachbetreut.

Das Zusammentreffen der beiden Abteilungen anhand dieses Falles war der Beginn einer fruchtbaren Zusammenarbeit.

Zwei Dinge wurden dabei deutlich:

- Viele Mütter, die mit ihren Babys aufgrund einer Interaktionsproblematik aufgenommen werden, haben auch psychiatrische Erkrankungen. Um ein optimales therapeutisches Ergebnis zu entwickeln, benötigen sie auch eine psychiatrische Intervention – Mangel an der pädiatrischen Abteilung.
- Es gibt derzeit keine Möglichkeit in Wien, psychisch kranke Mütter an einer spezialisierten psychiatrischen Abteilung mit ihrem Kind aufzunehmen. Eine Trennung von Mutter und Kind ist deshalb bei schwereren depressiven oder psychotischen Müttern oft unvermeidbar. Die Interaktion zwischen Mutter und Kind wird dadurch gestört – Mangel an der psychiatrischen Abteilung

Durch die Konsiliar-/Liaisonarbeit der sozialpsychiatrischen Ambulanz an der Säuglingspsychosomatik des Wilhelminenspitals konnte der Mangel für beide Seiten behoben werden. Noch im selben Jahr (2000) wurde durch die beiden Abteilungsvorstände (Univ.-Prof. Dr. A. Lischka, Pädiatrie, und Univ.-Prof. Dr. E. Gabriel, Psychiatrie) der Konsiliardienst fix installiert. Die rasche Etablierung dieses Arbeitskonzeptes war dadurch möglich, dass dem Spitalserhalter (beide Häuser haben den selben Träger) keine zusätzlichen Kosten verursacht wurden, da es zu keinerlei Postenvermehrung gekommen ist.

Die Arbeit im Konsiliar-/Liaisondienst etablierte sich sehr rasch. Durch die kontinuierliche, bedarfsangepasste Betreuung vor Ort konnte vor allem im stationären Bereich der Säuglingspsychosomatik eine Entlastung der Station entwickelt werden. Es hat sich bald herauskristallisiert, dass die Intervention durch eine Fachärztin für Psychiatrie oft eine

Veränderung im Gesamtbehandlungsplan hervorrufen kann. Es wurde außerdem möglich, dass Väter vermehrt in das Behandlungssetting einbezogen werden können. Durch den Patientinnenstatus der Mütter kann jetzt der Vater als Betreuungsperson für das Kind auch an der Station als Begleiter aufgenommen werden. Dadurch werden familiendynamische Konflikte rascher deutlich. Es können noch im stationären Aufenthalt neue Strategien entwickelt und ausprobiert werden. Gleichzeitig können Väter viel bewusster in ihrer Vaterrolle begleitet werden.

Durch die regelmäßige Betreuung von Frauen mit peripartalen Problemen stellte sich relativ rasch die Frage nach ambulanter Vor- und Nachbehandlung der gemeinsam betreuten Frauen auf der Säuglingspsychosomatischen Station. In Wien gab es bis zu diesem Zeitpunkt keine psychiatrische Ambulanz, die sich speziell mit dem Thema peripartale psychische Erkrankungen beschäftigt hat und für Mütter in Krisen ein Spezialangebot bereitstellen konnte. Im Jahr 2003 wurde vom Team der Sozialpsychiatrischen Ambulanz in Rücksprache mit dem Ärztlichen Direktor beschlossen, im Rahmen der Ambulanz ein Departement für perinatale Psychiatrie einzurichten.

In der Sozialpsychiatrischen Ambulanz des Otto Wagner Spitals arbeitet ein multiprofessionelles Team aus ÄrztInnen, Diplomkrankenschwestern, Sozialarbeiterinnen und einer Psychologin. Die Aufgabe der Ambulanz ist die regionale Versorgung von PatientInnen aus den Bezirken 14.,15. und 16., die konsiliarpsychiatrische Versorgung aller nichtpsychiatrischen Abteilungen des Otto Wagner Spitals in Wien und die enge Kooperation mit Einheiten der Abteilung für spezielle Rehabilitation. Durch die Etablierung des Departements für perinatale Psychiatrie werden folgende Leistungen zusätzlich angeboten:

– Überregionale Betreuung von Müttern in psychischen Krisen in der Schwangerschaft und bis zum Ende des ersten Lebensjahres des Kindes
– Konsiliar-/Liaisondienst mit der Säuglingspsychosomatischen Station des Wilhelminenspitals/Glanzing
– Verhaltenstherapeutisches Training und Psychotherapie für Mütter
– Mitarbeit am Wiener Netzwerk Postpartale Depression
– Schulung und Fortbildung von GynäkologInnen, PsychiaterInnen, PädiaterInnen Hebammen, Pflegepersonal ...

Im Rahmen der engen Zusammenarbeit mit der Säuglingspsychosomatik gelingt es auch, dass psychisch kranke Frauen, die Scheu vor der Psychiatrie haben, an einem unbelasteten Ort erstmalig psychiatrisch behandelt werden können. Eine anschließende Weiterbetreuung in der Sozialpsychiatrischen Ambulanz im Otto Wagner Spital ist in weiterer Folge meistens kein Problem mehr – Konsiliararbeit hat hier einen hohen Entstigmatisierungseffekt.

— Interaktion zwischen Mutter und Kind

Es ist bekannt, dass sich psychische Erkrankungen von Müttern auf ihre Babys nachhaltig auswirken. Inadäquate Reaktionsmuster der Mütter produzieren bei Kindern depressive Interaktionsmuster. Im kindlichen EEG sind Veränderungen über dem rechten Frontallappen zu messen und erhöhte Stresshormone nachweisbar, Veränderungen wie bei chronisch depressiven Erwachsenen. In anderen Untersuchungen konnten kognitive Defizite bis ins Schulalter der Kinder nachgewiesen werden. Beide Untersuchungsergebnisse unterstreichen, wie wichtig die Behandlung kranker Mütter auch im Sinne der Prävention für deren Kinder ist. Rechtzeitige psychiatrische Interventionen können solche Symptome verhindern. Die Arbeit mit den Müttern ist somit gleichzeitig eine Prophylaxe für deren Kinder.

Wir wissen auch, dass depressive Mütter oft noch jahrelang von schweren Schuldgefühlen ihren Kindern gegenüber geplagt werden. Sie haben oft das Gefühl versagt zu haben. Diese Schuld belastet sie in der weiteren Erziehung und bringt oft in späteren Entwicklungsphasen (z.B. Schuleintritt, Pubertät ...) neue Probleme. Auch hier ist eine rechtzeitige Intervention hilfreich.

Psychisch kranke Mütter, die meistens von ihren Kindern getrennt aufgenommen werden mussten, können durch die psychiatrische Begleitung jetzt auch auf der Säuglingspsychosomatik mit Baby aufgenommen werden. Oft ist eine Trennung von Mutter und Kind aber unvermeidbar. Durch den Konsiliar-/Liaisondienst ist es möglich, dass psychisch kranke Mütter im Anschluss an einen stationären psychiatrischen Aufenthalt mit ihrem Baby an der pädiatrischen Station aufgenommen werden können. Dort wird dann an der Interaktion zwischen Mutter und Kind weiter

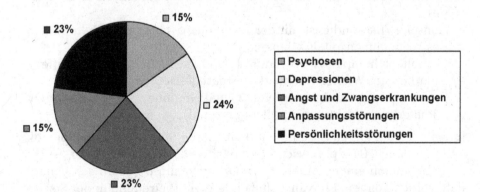

Abb. 1. Viele der behandelten Patientinnen waren nicht nur Frauen mit postpartaler Depression. Die Graphik zeigt die Häufigkeit der unterschiedlichen Diagnosegruppen im letzten Jahr

gearbeitet. Die psychiatrische Betreuung vor Ort ist gewährleistet. Wir wissen, dass durch eine rasche Zusammenführung von Mutter und Kind der Genesungsprozess dieser Mütter beschleunigt wird. Die Betreuung der Patientinnen über das Departement beginnt dabei schon während des stationären psychiatrischen Aufenthaltes.

—— Entwicklung des Departements für perinatale Psychiatrie

Mittlerweile hat sich die spezielle Arbeitsaufgabe des Departements für perinatale Psychiatrie im Rahmen der Sozialpsychiatrischen Ambulanz gut etabliert. Die ursprünglich hauptsächlich dem ärztlichen Arbeitsbereich zugeordnete Tätigkeit wird zunehmend auch von anderen Berufsgruppen aufgegriffen. Die SozialarbeiterInnen arbeiten intensiv mit den Jugendämtern zusammen und übernehmen teilweise Patientinnen in unser Betreuungssetting, wenn diese eventuell nach einer Kindesabnahme noch weitere intensive sozialpsychiatrische Betreuung brauchen.

Das psychotherapeutische Angebot wurde adaptiert. Es werden mehr Kurzzeittherapieplätze für Mütter in Krisen angeboten und eine spezielle verhaltenstherapeutisch orientierte Gruppe für Mütter wird derzeit entwickelt.

Zunehmend häufen sich Anfragen von gynäkologischen Abteilungen nach ambulanter psychiatrischer Betreuung von Schwangeren. Hier geht es meistens um die Entscheidung über eine medikamentöse Therapie und psychiatrische Betreuung während der Schwangerschaft. Durch kontinuierliche Fortbildung der ärztlichen KollegInnen und durch interdisziplinäre Zusammenarbeit mit GynäkologInnen und Hebammen konnte auch hier eine neue Qualitätsstruktur geschaffen werden.

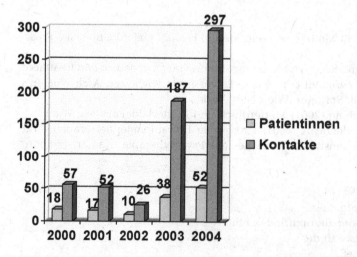

Abb. 2

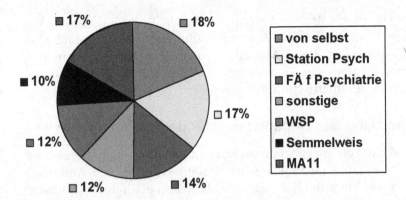

Abb. 3. Durch diese Institutionen wurden die Patientinnen an das Department zugewiesen (2004)

Insgesamt wird das Angebot des Departements für perinatale Psychiatrie immer häufiger in Anspruch genommen.

Einer der Gründe, warum sich die Zahl der Zuweisungen so deutlich vermehrt hat, ist sicherlich die gute Zusammenarbeit mit dem Netzwerk Postpartale Depression in Wien. Damit konnte der Bekanntheitsgrad der Einrichtung erheblich erhöht werden. Erwähnenswert ist auch die Tatsache, dass 35 Prozent der Zuweisungen von FachärztInnen für Psychiatrie bzw. von psychiatrischen Stationen kommen. Die psychiatrische Betreuung von Schwangeren und jungen Müttern fordert eine themenspezifische Spezialisierung. Insofern wird das Departement von KollegInnen gerne in Anspruch genommen.

═══ Literatur

Brockington IF (1996) Motherhood and Mental Health. Oxford University Press, Oxford

Chaudron, Springate, Szilagyi: Mental health provider's expertise and treatment of women with perinatal depression; Unversity of Rochester. Arch Women's Mental Health 8, Springer, Wien New York

Klier, Demal, Katschnig (2001) Mutterglück und Mutterleid. Facultas, Wien

Riecher-Rössler A, Rohde A (2001) Psychische Erkrankungenbei Frauen – für eine geschlechtssensible Psychiatrie und Psychotherapie. Karger, Freiburg Basel

Nützliche Webpages

www.beyondblue.org.au
www.femina.uni-bonn.de/gpgf/index.htm
www.marce-gesellschaft.de/
www.postpartum.net

JOSEPHINE SCHWARZ-GERÖ

Postpartale Depression und Säuglingspsychosomatik – Interaktion und Therapie

Einleitung

Neben der bisher von der Psychiatrie fokussierten postpartalen Depression beginnt zunehmend die komplementäre Seite – die kinderärztliche Sicht – wesentlich an Bedeutung zu gewinnen.

Ging es anfänglich bei Miteinbeziehung des Kindes vor allem noch darum, die Trennung von Mutter und Kind zu vermeiden, so zeichnen derzeitige Säuglingsforschung und deren Praxis ein weitaus komplexeres Bild der Zusammenhänge.

Säuglingspsychosomatik Glanzing/Wilhelminenspital in Wien 16

Als 1992 die säuglingspsychosomatische Station – als dritte Säule der hierortigen Kinderpsychosomatik – gegründet wurde, war es deklariertes Ziel, die Erkenntnisse der modernen Säuglingsforschung in den klinischen Alltag einer Säuglingsstation zu integrieren – und auch praktisch umzusetzen.

Schon früh stießen wir bei der Behandlung unserer kleinen PatientInnen und der dafür notwendig obligaten Mitaufnahme ihrer Bindungspersonen auch auf das Phänomen der depressiven Mutter.

Meist war dies Begleiterscheinung und Folge der kindlichen Erkrankung – manchmal schien es aber auch deren zentrale Ursache zu sein.

Um mütterliche Depressionen nicht zu übersehen, verwendeten wir (schon damals) den Cox Scale als Fragebogen und wiesen betreffende Mütter – mangels hausinternerner Versorgung – externen Psychiatern zu.

Diese Lücke wurde 2000 geschlossen, als, in Kooperation mit dem in der Nähe befindlichen Psychiatrischen Krankenhaus Otto Wagner Spital

in Wien 14, ein fixer psychiatrischer Konsiliar/Liaisondienst auf der Säuglingspsychosomatik installiert werden konnte (s. Beitrag *Das Wiener Modell, Struktur und Organisation psychiatrischer K/L Dienst, Reiner-Lawugger*, S. 119).

Dieser fixe K/L Dienst ermöglicht es, zusätzlich zum Kind auch die Mutter als Patientin fachspezifisch stationär zu behandeln; außerdem können dadurch auch Väter (formal) als Begleitperson aufgenommen und gezielt in die stationäre Therapie integriert werden (s. *Therapie: Der Vater als Co-Therapeut*, S. 136).

Da es primär die Ergebnisse der Säuglingsforschung waren, welche die Verbindung zwischen Säuglingspsychosomatik und postpartaler Depression herstellten, nachfolgend noch ein Überblick über dieses Gebiet.

Säuglingsforschung

Die seit den sechziger Jahren boomende „Säuglings- und Kleinkindforschung" steht für international und interdisziplinär mosaikartig zusammengetragenes Wissen aus den verschiedensten Professionen wie Entwicklungspsychologie, Psychoanalyse, Kinderpsychiatrie, Pädiatrie, Soziologie, Linguistik, Verhaltensbiologie etc. und hat den Überbegriff des „kompetenten Säuglings" geprägt – kompetent von Geburt an und in vielen Bereichen.

Befasste sich anfänglich die Säuglingsforschung noch vor allem mit Lernfähigkeit, kognitiven Qualitäten und allgemeinen Vorlieben der Babys, so rückten die eindrücklichen Ergebnisse dieser Forschung zunehmend die kindliche Kommunikation, insbesondere die Eltern-Kind-Interaktion, in den Mittelpunkt.

Neugeborene kommen nicht nur mit einem unerwarteten Ausmaß an Vorkenntnissen über Objekte, Vorgänge und Menschen zur Welt – sie zeigen auch eine eindeutige Präferenz allem gegenüber, was im weitesten Sinne der Kommunikation dient – Stimmen, Gerüche, Bewegung, menschliche Gesichter. Bereits in den ersten Lebensstunden können sie Gesichtsmimik imitieren, mit wenigen Monaten emotionale Gesichtsausdrücke unterscheiden. Eine zentrale Fähigkeit des menschlichen Säuglings ist seine Kompetenz vor allem aber Eigeninitiative in der Kommunikation mit Bindungspersonen. Der Kinderanalytiker *D. W. Winnicott* meinte dazu: „There is no such thing *as* a baby", ... es gibt nur ein Baby in einer Beziehung.

Die Bedeutung der Bindungspersonen hat schließlich auch das menschliche Beelterungsverhalten in den Fokus der Forschungen gerückt. Aus der Säuglingsforschung entwickelte sich ein neuer Zweig: die Elternforschung. Wichtige Beiträge dazu kamen von den Forscherehepaaren *Janus* und *Mechthild Papousek* und von *Klaus* und *Karin Gross-*

mann – u.a. Verhaltensbeobachtung menschlichen Elternverhaltens, Unterschiede des väterlichen und mütterlichen Elternverhaltens und ihre Langzeitauswirkung auf die kindliche Entwicklung.

John Bowlby und seine mit *Mary Ainsworth* entwickelte Bindungstheorie erlebten ein Revival. Heute gilt die Bindung, die ein Kind im ersten Lebensjahr zu seinen Bindungspersonen aufbaut, als zentraler Faktor der frühkindlichen Entwicklung. Spezifische Bindungsmuster und Bindungsstörungen sind bereits früh nachweis- und klassifizierbar. Sie sind prägend für spätere Beziehungen und haben transgenerationale Auswirkung wie im Adult Attachement Interview (*AAI*) eindrücklich nachgewiesen werden konnte.

Diesem individuellen Zusammenhang zwischen biographischen Elementen der Eltern und ihren inneren Phantasien über das Kind einerseits und der sichtbaren objektivierbaren Eltern-Kind-Interaktion andererseits, widmet sich die psychoanalytische Entwicklungspsychologie. Diese eröffnet damit auch den Zugang zur analytisch psychotherapeutischen Intervention bei Bindungs- und Interaktionsstörungen.

═ Mutter-Kind-Interaktion

Erstmals verwendet wurde der Begriff „Interaktion" 1958 von *Bowlby* in seinem Aufsatz „Über das Wesen der Mutter-Kind-Bindung".

Brazelton und *Cramer* (1990) betrachten die Interaktion als: „[...] geprägt durch die Verbindung zwischen Veranlagung und spezifischen Verhaltensweisen des Säuglings einerseits und der Bedeutung, welche die Mutter ihnen unterstellt, andererseits."

Ganz allgemein ist Interaktion sowohl beobachtbarer Ausdruck innerer Haltung als auch Beziehung. Sie beinhaltet die Gesamtheit der verbalen und nonverbalen Kommunikation – inklusive der daraus entstehenden Wechselwirkung.

Das interaktionelle Repertoire ist – so wie allgemein menschliche Kommunikation – breit. Einzelne Aspekte davon – wie z.B. Rhythmik, zeitliche Abstimmung und Synchronizität, das Prinzip des Wiedergutmachens – sind und waren Gegenstand zahlreicher vertiefender Studien.

Ein die Eltern-Kind-Interaktion mehr zusammenfassender Begriff ist der des „intuitiven Beelterns", der als international und interkulturell durchgängiges Muster des menschlichen Elternverhaltens zu verstehen ist.

Eines der hervorstechendsten Kennzeichen daran ist die Ammensprache mit deutlich erhöhter Tonlage, kurzen vereinfachten Sätzen, Überartikulation und Wiederholungen. Charakteristisch sind Imitationen der Laute des Kindes mit jeweils geringfügiger Variation – sogenannten Erweiterungen – und ein von Anfang an dialogisches Prinzip. Mit ihrer

Verlangsamung und Übertreibung ermöglicht die Ammensprache dem Kleinkind schon frühzeitig die Charakteristika der jeweiligen Muttersprache zu erfassen. Sprachwissenschaftler sehen darin eine der wesentlichen Grundlagen des Spracherwerbes.

Vergleichbar spezifisch ist auch die Mimik dem Kind gegenüber. Die einzelnen Gesichtsausdrücke werden überdeutlich, übertrieben und länger im Gesicht gehalten als bei der Kommunikation mit Erwachsenen. Durch empathisches Einfühlen in die jeweiligen Emotionen ihres Kindes und das Widerspiegeln dieser Emotionen im Gesicht der Mutter erfährt das Kind Bedeutsamkeit, aber auch zwischenmenschliche Teilbarkeit, dieser seiner inneren Gefühlszustände.

So versteht *Winnicott* unter Spiegeln die Fähigkeit der Mütter ihre Handlungen mit dem inneren emotionalen Zustand ihrer Säuglinge abzugleichen. Er schreibt: „Was erblickt das Kind, das der Mutter ins Gesicht schaut? Die Mutter schaut das Kind an, und wie sie schaut hängt wiederum davon ab, was sie selbst erblickt".

Daniel Stern (1992) spricht von Affektabstimmung und hat diese empirisch untersucht. Er versteht darunter die emotionale Resonanz-Fähigkeit der Mutter, Gefühle des Kindes widerzuspiegeln – ohne sie direkt zu imitieren. 87 Prozent der von ihm untersuchten Mütter von neunmonatigen Kindern bevorzugten dazu sogar einen anderen Sinneskanal (transmodal affect attunement). Äußert sich der Säugling beispielsweise stimmlich, reagiert die Mutter mit der gleichen Gefühlsfärbung, aber primär in Gesten oder Mimik – beziehungsweise umgekehrt.

Diese verschiedenen Varianten der mütterlichen Affektregulation ermöglichen dem Kind Zugang zur emotionalen und zwischenmenschlichen Welt und bilden dadurch – nach Ansicht analytischer Entwicklungspsychologie – die Grundlage psychischer Intaktheit.

Intuitives Beeltern ist – wie der Name sagt – intuitiv. Es beinhaltet vielfach unbewusstes Reagieren auf unbewusst wahrgenommene kindliche Signale.

Die Säuglingsforschung versteht unter „Signale des Kindes" nicht nur elementare Botschaften über Hunger, Sattheit, Müdigkeit oder körperliches Missbehagen. Gleichzeitig zu diesem von den Eltern meist bewusst und explizit wahrgenommenen Makrokosmos kindlicher Bedürfnisse spielt sich der implizite Mikrokosmos des interaktionellen Dialoges ab.

Eingebettet in unspektakuläre tägliche Wiederholungen dieses Dialoges erlernen Säuglinge damit nicht nur die jeweilige Sprache, sondern auch Beziehungsmuster, Selbstbild, Selbstwirksamkeit und – ganz allgemein – soziale, emotionelle, kognitive Kompetenz.

═ Postpartale Depression und Mutter-Kind-Interaktion

Postpartale Depression – als affektive Erkrankung mit veränderter Grundstimmung – drückt sich fast zwangsläufig sowohl in Mimik, Sprache als auch emotionaler Resonanzfähigkeit aus. Die dadurch veränderte Interaktion verändert wiederum, (speziell bei Ermangelung eines alternativen Interaktionspartners) das – sich daran orientierende – Kind. Am hervorstechendsten zeigt sich dies am – videodiagnostisch nachweisbaren – Vermeidungsverhalten und an den so genannten frühkindlichen Präsentiersymptomen.

Das kindliche Vermeidungsverhalten zeigt sich primär in Blickvermeidung und körperlichem Abwenden. Die Blickvermeidung ist kein zufälliges „die Mutter eben nicht ansehen", sondern – wie in unserem Videomaterial oft nachweisbar – höchst aktives Wegdrehen des Kindes, selbst bei Blickkontakt suchenden Kopfbewegungen der Mutter. Wir interpretieren es als Versuch des Kindes, sich vor der Leere oder emotionalen Inkongruenz der mütterlichen Mimik zu schützen.

In unserer Videodiagnostik wird deutlich, dass viele Mütter die Blickvermeidung ihrer Kinder sehr bewusst wahrnehmen und teilweise sogar verbal thematisieren: „Willst du deine Mama nicht anschauen?" sagen sie zu ihren Babys, oder: „Magst du deine Mama denn gar nicht?" Auch in Therapiegesprächen wird klar, dass Mütter dieses Vermeiden des Blickkontakts ihrer Babys als persönliche Ablehnung, als verletzend und manchmal sogar strafend, zumindest aber alarmierend erleben können. Im Versuch, gegenzusteuern und die Aufmerksamkeit des Kindes doch auf sich zu ziehen, kann sich ein zunehmend überregulierter, invasiver Interaktionsstil einstellen, der seinerseits zu einer weiteren Steigerung des Vermeidungsverhaltens beiträgt.

Aber nicht nur die Mikrosymptomatik des Vermeidungsverhaltens ist dazu angetan, die depressive Stimmung einer an postpartaler Depression leidenden Mutter zu verstärken. Auch die Makrosymptomatik der unspezifischen säuglingspsychosomatischen **Präsentiersymptome** selbst wirkt aggravierend. Unstillbares Schreien über mehrere Stunden – Tag und Nacht – und dies über Wochen hinweg, wie man es bei den **Schrei- und Schlafstörungen** im Säuglingsalter findet, kann zu Schlafentzug, Paarkonflikten und Aggressionen führen – und auch gesunde Eltern überfordern. Mütterliche Depression kann hier zusätzlich als Erschöpfung verstanden werden.

Fütterungsstörungen wiederum vermitteln Müttern häufig ein Gefühl der Zurückweisung, der Ablehnung und Insuffizienz. Die zentrale Aufgabe der Mutter – das Nähren – scheint zu versagen. Kommt eine **Gedeihstörung** hinzu wird das „Versagen" zusätzlich öffentlich, sichtbar

und auch bedrohlich. Zwangsfütterung und Machtkämpfe mit dem Kind können sich entwickeln. Von therapeutischer Seite her sind Fütterungs- und Gedeihstörungen häufig als symbolischer Ausdruck mütterlicher emotionaler Defizite und Bedürftigkeit zu interpretieren.

Auch Verhaltensauffälligkeiten wie Übererregbarkeit und **Hyperaktivität,** wie wir sie – sowohl kausal als auch sekundär kombiniert mit postpartaler Depression – finden, können durch ihre frustrane, ungerichtete Dauerbelastung zu zusätzlicher Überforderung führen.

Das Zurückbleiben schließlich in der motorischen, sozialen oder sprachlichen kindlichen Entwicklung – im Sinne unspezifischer **Entwicklungsstörungen –** ist meist Kennzeichen eines, über mehrere Entwicklungsphasen lange einwirkenden, dysfunktionalen Interaktionsmusters. Wir sehen es – als Ausdruck der Resignation bei Mutter und Kind- meist kombiniert mit **frühkindlicher Depression.**

Da sich Störungen der Eltern und ihrer Säuglinge wechselseitig beeinflussen, kann postpartale Depression – unserer Erfahrung nach – sowohl Ursache als auch Folge einer Interaktionsproblematik sein. Sowohl kindliches Vermeidungsverhalten als auch kindliche Präsentiersymptome können zur Aggravierung oder Manifestation von postpartaler Depression führen. Sie können davon ausgelöst worden sein oder im Anschluss daran auftreten.

Abgesehen von den kindlichen Präsentiersymptomen können Interaktionsstörungen auch nach dem vorherrschenden Interaktionstyp klassifiziert werden. *Sameroff* und *Emde* (1989) verfassten eine Einteilung dysfunktionaler Regulationsmuster basierend auf Kriterien der gegenseitigen emotionalen Abstimmung, Modulation und Angemessenheit der Handlungen. Zu unterscheiden ist zwischen überregulierter, unterregulierter, unangemessener und dysregulierter Interaktionsqualität.

Der sogenannte **unterregulierte Interaktionsstil** ist gekennzeichnet durch einen Mangel an mütterlichen Signalen und Reaktionen und zwar sowohl in Quantität als auch Qualität. Die allgemeine Reaktionszeit kann herabgesetzt sein. Man findet flache Mimik, wenig Blickkontakt, seltenes Lächeln, kaum Spielgesicht; Die Mutter spricht wenig, leise und gleichförmig. Sie moduliert kaum. Ammensprache wird selten oder nur ansatzweise verwendet. Die mangelnde emotionale Verfügbarkeit zeigt sich oft in fehlendem Spiegeln und mangelnder affektiver Abstimmung.

Wie sehr Babys auf solche mimischen Signale, oder vielmehr auf deren Nichtvorhandensein reagieren, hat eindrücklich der „Still Face Test" sichtbar gemacht, der mit dreimonatigen Kindern gesunder Mütter durchgeführt wurde. Der Test kann als Paradigma der kindlichen Reaktion auf ein „depressives", unterreguliertes Interaktionsangebot verstanden werden.

Bei diesem, mit Videokamera aufgezeichnetem Testverfahren, werden Mütter angewiesen, drei Minuten lang mit unbewegtem Gesicht (still face) Blickkontakt vermeidend über den Scheitel ihrer Babys hinwegzublicken und nicht auf deren Signale zu reagieren.

In dem – gelegentlich auch auf unserer Station verwendeten – Test versuchen die Babys daraufhin aktiv das Interesse ihrer Mütter auf sich zu ziehen. Sie wenden ihnen zuerst voll das Gesicht zu, strampeln, lächeln, lauten, gurren, wenden sich dann kurz enttäuscht ab, versuchen es erneut, bis sie sich schließlich resigniert und traurig abwenden.

Brazelton und *Cramer* schreiben über die Reaktion der Kinder gesunder Mütter:

„[...] das übereinstimmende Verhalten der Säuglinge in der Still face Situation besteht aus wiederholten Versuchen, der Mutter eine Reaktion zu entlocken, Niedergeschlagenheit, Abwendung von der Mutter und Rückzug. All dies findet in weniger als drei Minuten statt [...]. Dass Säuglinge in dieser Situation so übereinstimmend und nachweisbar enttäuscht auf das Scheitern ihrer Fähigkeiten, die Aufmerksamkeit der Mutter zurückzuerobern, und so verletzt auf das reagieren, was sie als Zurückweisung begreifen, beweist die überragende Bedeutung ihrer Abhängigkeit von der ‚Hülle' die die Mutter schafft, und von ihrer vorhersehbaren Reaktion auf das Baby [...]"

Auf unserer Station mussten wir den Test in manchen Fällen von unterregulierter PPD abbrechen, da die Kinder bitterlich zu weinen anfingen. Wir verwenden den „Still face-Test" seither nur mehr zu therapeutischen Zwecken und zwar bei **überreguliertem Interaktionsstil**, wie er bei Panikattacken oder agitierter Depression auftreten kann. Überregulation ist gekennzeichnet durch ein, das Kind überforderndes Übermaß an Signalen, Handlungen und Tempo. Man findet ein Herumnesteln oder ein Überschütten mit Liebkosungen. Der meist vorauseilende Charakter der mütterlichen Signale führt dazu, dass die Eigeninitiativen des Kindes unterbunden und dessen Selbstregulationsfähigkeiten behindert werden. Der Rückzug des Kindes – Blickvermeidung und Abwenden – wird zwar wahrgenommen, aber – wie vorher beschrieben – missinterpretiert und mit gesteigerter Aktivität beantwortet.

Die in diesem Falle therapeutisch eingesetzte „Still face"-Intervention, mit dem Sichtbarmachen der kindlichen „Lockversuche", ermöglicht der Mutter oftmals eine neue Sichtweise über das Verhalten ihres Kindes.

Der **unangemessene Interaktionsstil** ist weniger augenscheinlich als die beiden vorhin beschriebenen und zeigt sich in – einem an Kindesalter, Entwicklungsstand oder Gesamtsituation gemessenen – inadäquaten Interaktionsverhalten. Kleinkinder, die schon längst selbst essen könnten, werden z.B. noch durchgehend wie Babys mit der Flasche

versorgt; oder umgekehrt wird von Neugeborenen Selbstständigkeit verlangt. Diese Form des „mismatch" verdeutlicht die oft große Diskrepanz zwischen dem inneren Bild der Mutter – ihrer Phantasie *über* ihr Kind – und dem *realen* Kind.

Den sogenannten **dysregulierten Interaktionsstil** finden wir meist bei früher Störung – beispielsweise Borderline Erkrankung. Typisch daran ist der für das Kind unvorhersehbare Wechsel zwischen Über- und Unterregulation. Inkonsistent wechseln Desinteresse und invasive Liebkosungen einander ab. Kombiniert mit Ambivalenzen, Doppelbotschaften und aggressiven Elementen ist dieser Interaktionsstil bedrohlich für die weitere psychische und auch körperliche Gesundheit des Kindes. Auch kann das Kind – in der Zeitspanne seiner Entwicklung – die notwendigen und langwierigen Therapien seiner Mutter nicht mehr abwarten.

Stationäre Eltern-Kind-Therapie bei postpartaler Depression

Der vielschichtig polymorphen und polyätiologischen postpartalen Depression stellen wir auf der Säuglingspsychosomatik ein ebensolches vielschichtig kombiniertes Therapiekonzept entgegen. Es besteht aus einer Kombination von **psychiatrisch psychopharmakologischer Therapie** (durchgeführt durch den psychiatrischen K/L Dienst, s. *Das Wiener Modell, Reiner-Lawugger*) und pädiatrisch interaktionell fokussierter Therapie, durchgeführt durch das Team der Säuglingspsychosomatik.

Eine variable Schwerpunktsetzung ergibt sich je nach individuellem Bedarf.

Manchmal ermöglicht psychopharmakologische Therapie erst eine interaktionelle Arbeit mit der Mutter. In manchen Fällen können Psychopharmaka durch die gleichzeitige interaktionelle Therapie deutlich reduziert oder auch früher abgesetzt werden.

Die pädiatrisch/interaktionell fokussierte Therapie beinhaltet tiefenanalytische und verhaltenstherapeutische Konzepte, deren Eckpfeiler sind:

1. Video-unterstützte Interaktionstherapie
2. Therapeutisches Nutzen der Mutter-/Vaterfunktion der Station
3. Das Konzept des Vaters als Co-Therapeut

Weiters angeboten werden pädiatrische Diagnostik und Therapie, Paartherapeutische Intervention, Psychotherapeutische Einzeltherapie, Kriseninterventionen und Vernetzung mit anderen Institutionen.

— Video-unterstützte Interaktionstherapie

Dazu werden gezielte Videoaufnahmen von alltäglichen Interaktions-
sequenzen zwischen Mutter (Vater) und Kind, wie z.B. Fütterungssze-
nen, Wickeln, Baden oder Spielen, angefertigt, analysiert und anschließend mit den Eltern gemeinsam besprochen. Die Reproduzierbarkeit des
Mediums ermöglicht nacheinander verschiedenste therapeutische Fo-
kussierungen: Meist sind das beim Kind seine individuelle Eigenart, sein
Temperament, seine Entwicklungsphase, Tempo und Art seiner Signale.
Bei den Eltern sind es ihre Reaktivität und Handlungen, ihre verbalen
Äußerungen, ihre Stimmungslage, Gefühle und Assoziationen, besonders in Schlüsselszenen.

Je nach Focus, Fall und Bedarf können diese Videositzungen somit
sowohl als **Beratung** oder als **Feinfühligkeitstraining** eingesetzt werden-
aber auch zur analytisch orientierten **psychotherapeutischen Intervention**. Bei letzterer wird von der beobachtbaren Interaktion ausgehend die
dahinterstehende Beziehungsebene thematisiert und bearbeitet. Mütterliche Projektionen auf das Kind können über diesen Einstieg bewusst
gemacht und biographische Aspekte damit in Verbindung gebracht werden.

Durch schrittweise mit der Mutter/den Eltern geplante Veränderungen der Interaktion und deren erneute Videodokumentation mit an-
schließender Analyse wird der therapeutische Prozess in Gang gehalten.

Objektivierung und Dokumentation des Therapieverlaufes erfolgen
durch videodiagnostische Auswertung nach Mannheimer Beurteilungs-
skalen MBS-MKI-S und den Kriterien nach *I. Chatoor* et al.

Film- und Videotechnik ist ganz generell das Medium der Säuglingsforschung und -beobachtung. Die zwischen Babys und ihren Eltern ablau-
fende Kommunikation ist vielfach rein körpersprachliches „Verhalten"
und etwas Flüchtiges; es existiert nur, solange es stattfindet, und ob es
wahrgenommen wird, hängt wiederum von der Subjektivität des Beobach-
ters ab. Komplexere Vorgänge können überdies immer nur selektiv und in
Teilausschnitten wahrgenommen werden. „Verhalten" ist im Nachhinein
– aus mangelnder Objektivierung – auch kaum bis schwer besprechbar.
Durch Videoaufnahmen ändert sich dies von Grund auf: Dieselbe Sequenz
wird durch Wiederholbarkeit objektiviert, Teilaspekte werden sichtbar,
Verhalten wird besprechbar, veränderbar – therapierbar.

— Therapeutisches Nutzen der Mutter-/Vaterfunktion
der Station

Die säuglingspsychosomatische Station in ihrer Gesamtheit erfüllt den
Müttern gegenüber häufig **Mutterfunktion**: Sie versorgt, entlastet,

schützt und spiegelt emotional, so wie Mütter es ihren Babys gegenüber tun. In dieser Funktion ermöglicht die Station den Müttern Regression, emotionales Öffnen und identifizierendes Einstimmen auf den Säugling (insbesondere postpartale Depression mit Bonding Problematik). Für Mütter die ein negativ belastetes Mutterbild aus ihrer eigenen Ursprungsfamilie mitbringen, kann diese „vorgelebte Mutterfunktion" zusätzlich als Vorbild genutzt werden (postpartale Depression mit Abwehr der Mutterrolle). Aber auch das Vorleben der Grenze des mütterlichen Paradigmas als nicht ideale und doch ausreichende „good enough mother" kann – speziell sich selbst, sich in ihren Ansprüchen überfordernden Müttern – Orientierung geben (postpartale Depression mit übersteigertem Mutterideal).

Bei fehlendem Vater wiederum – insbesondere in der Phase der Autonomieentwicklung des Kindes – kann die säuglingspsychosomatische Station dem Kind gegenüber eine Selbstständigkeit fördernde **Vaterfunktion** übernehmen und die Mutter dadurch von Ambivalenzen entlasten (postpartale Depression mit Loslösungsproblematik).

— Der Vater als Co-Therapeut

Väter können Schlüsselfiguren zentraler Konflikte der postpartalen Depression sein – aber auch Teil deren Lösung. In unserer Arbeit mit Vätern gehen wir weiter, als sie nur in ihrer Funktion der **Entlastung der Mutter**, der Verantwortungsübernahme oder sie als **alternative Interaktionspartner** dem Kind gegenüber zu festigen.

In obligaten Elterngesprächen wird die Unterschiedlichkeit der väterlichen und mütterlichen Funktion dem Kind gegenüber herausgearbeitet. Besonders väterliche Dynamiken der ersten Lebensmonate – wie Konkurrenz um die Mutterrolle, Eifersucht und Gefühle des Ausgeschlossenseins aus der Dyade und daraus entstehende Aggression und Destruktivität – können so beigelegt oder zumindest entschärft werden.

Die emotional nährende Funktion des Vaters der Mutter gegenüber in den ersten postnatalen Monaten kann thematisiert und gefördert werden.

Die Abgrenzung, Klärung und Definition der **Vaterrolle** aus Sicht des Kindes eröffnen der Mutter oft erst den Weg in eine authentische kompetente Mutterrolle. Auch eine Differenzierung, ob ein Konflikt in den Elternrollen oder mehr auf der Paarebene besteht, kann herausgearbeitet und dadurch therapeutisch nutzbar gemacht werden.

Ausgehend von der Vaterforschung und von Langzeitstudien über Auswirkung des feinfühligen **väterlichen Spielverhaltens** auf die kindliche Entwicklung begannen wir – speziell im zweiten Lebenshalbjahr

des Kindes – den therapeutischen Schwerpunkt besonders auf die Vater-Kind-Ebene zu verlegen.

Die in diesem Alter beginnende Phase der kindlichen Autonomieentwicklung ist – unserer Beobachtung nach – der zweite Gipfel der postpartalen Depression neben den Bondingproblemen der ersten Monate. Die Phase des abhängigen, rundum zu versorgenden Babys und meist auch die Stillzeit gehen zu Ende. Die Zeit des Kleinkindes beginnt.

Das plötzlich mobile Kleinkind mit Eigenleben, das bei Einschränkung protestiert und oft mehr an der Umwelt als an der Mutter interessiert scheint, erfordert eine Neuorientierung und Adaption im Verhalten der Mutter. Ist das aus verschiedenen Gründen nicht möglich, wird die Interaktion zunehmend dysfunktional und altersinadäquat. Es ist normalerweise der Vater, der die Entwicklung des Kleinkindes vorbehaltsloser und ohne Trauer oder Abschiedsgefühl begrüssen kann. In der Beziehung zu ihm kann das Kind die Symbiose zur Mutter verlassen und positive erste Erfahrungen in der Selbstständigkeit machen. Ist der Vater real oder emotional nicht verfügbar, fühlt sich unzuständig oder ist wenig feinfühlig, ist dem Kind dieser Entwicklungsschritt zusätzlich erschwert. Es kann die vorher beschriebenen Präsentiersymptome entwickeln, während sich die Mutter in Aggression und deren Abwehr, Trauer und Selbstvorwürfen verstrickt.

Hier ermöglicht die stationäre Mitaufnahme des Vaters – zum Mutter-Kind-Paar – eine gezielte Elternarbeit mit Schwerpunkt Vater-Kind-Spiel, und damit eine Förderung der frühen Triangulierung.

Speziell in Fällen, in denen die Familiendynamik dieser Entwicklungsphase bereits zu deutlichen Paarkonflikten geführt hat, gehen wir – in der Vaterarbeit – noch einen Schritt weiter:

Bei dem von uns als „**Vater-Switch**" bezeichnetem Vorgehen wird die depressive, meist erschöpfte Mutter aus der Klinik nach Hause entlassen und dafür der Vater gemeinsam mit dem Kind stationär aufgenommen. Der Vater versorgt das Kind alleine auf der Station und erhält spielzentrierte videounterstützte Interaktionstherapie. Dieses Vorgehen hat sich durchwegs bewährt.

Es führt zu einer realen Entlastung der Mutter und ihrer Entstigmatisierung als Patientin. Gleichzeitig wird sie von der Rollenerwartung der „allzeit verfügbaren Mutter" befreit. Beim Vater führt es zu einer Festigung der Vater-Kind-Beziehung und der väterlichen Kompetenz. Die beim Kind fast regelmässig nachweisbaren Entwicklungsschübe und das Verschwinden kindlicher Symptome – wie z.B. die in diesem Alter häufigen Fütterungsstörungen oder Hyperaktivität – wirken wiederum kausal entlastend auf die Mutter zurück; ebenso wie die oft eintretende Entspannung zwischen dem Elternpaar.

═ Zusammenfassung

Im Rahmen der Arbeit an unserer Säuglingspsychosomatik zeigt sich vor allem die enge Verwobenheit von postpartaler Depression mit dem aus der Säuglingsforschung stammendem Begriff „Eltern-Kind-Interaktionsstörung", und zwar sowohl mit deren Symptomatik und Dynamik als auch deren therapeutischen Möglichkeiten und Behandlungsstrategien.

Das von uns praktizierte Zusammenspiel interaktioneller und pharmakologischer Therapieformen spiegelt die Vielfältigkeit des Krankheitsbildes postpartale Depression wider.

Die Gleichzeitigkeit beider therapeutischer Ansätze wird in unserem Setting erfolgreich angewandt. Unserer klinischen Erfahrung nach können beide Therapiekonzepte einander potenzieren.

═ Literatur

Ainsworth M (1978) Patterns of attachment. A psychological study of the strange situation. Erlbaum, Hillsdale

Barrera M, Maurer D (1981) The perception of facial expressions by three-month-old. Child Development 52: 203–206

Bell S, Ainsworth M (1972) Infant crying and maternal responsiveness. Child Development 43: 1171–1190

Bower T (1978) Die Wahrnehmungswelt des Kindes. Klett-Cotta, Stuttgart

Bowlby J (1959) Über das Wesen der Mutter-Kind-Bindung. Psyche 13: 415–456

Bowlby J (2001) Das Glück und die Trauer. Klett-Cotta, Stuttgart

Brazelton T, Cramer B (1991) Die frühe Bindung. Klett-Cotta, Stuttgart

Brisch KH (1999) Bindungsstörungen. Klett-Cotta, Stuttgart

Dornes M (1993) Der kompetente Säugling. Fischer, Frankfurt

Dornes M (1997) Die frühe Kindheit. Fischer, Frankfurt

Dornes M (2000) Die emotionale Welt des Kindes. Fischer, Frankfurt

Fantz R (1961) Der Ursprung der Formwahrnehmung. In: Ewert OM (Hrsg) Entwicklungspsychologie, Bd 1. Kiepenheuer & Witsch, Köln, S 244–252

Fonagy P (2003) Bindungstheorie und Psychoanalyse. Klett-Cotta, Stuttgart

Grossmann K, Grossmann K (2003) Bindung und menschliche Entwicklung. Klett-Cotta, Stuttgart

Grossmann K, Grossmann K (2002) Väter und ihre Kinder – Die „andere" Bindung. In: Steinhardt K (Hrsg) Die Bedeutung des Vaters in der frühen Kindheit. Psychosozial Verlag, Gießen, S 43–72

Holmes J (2002) John Bowlby und die Bindungstheorie. Reinhardt, München

Jaffe J et al (2001) Rhythms of dialogue in infancy: coordinated timing in development. Child Development 66: 150

Kindler H, Grossmann K (2004) Vater-Kind-Bindung und die Rolle der Väter in den ersten Lebensjahren ihrer Kinder. Reinhardt Verlag, München

Klaus M, Kennel J (1987) Mutter-Kind-Bindung. dtv, München

Lichtenberg JD (1991) Psychoanalyse und Säuglingsforschung. Springer, Berlin Heidelberg New York Tokyo

Lipsitt LP (1977) The study of sensory and learning processes of the newborn. Clin Perinatol 4: 163–186

Main M (2001) Bindung im Erwachsenenalter, Handbuch für Forschung und Praxis. Huber, Bern

Mac Farlane J (1975) Olfaction in the development of social preferences in the human neonate. In: Hofer M (Hrsg) Parent Infant Interaction. Elsevier, Amsterdam, S 103–117

Mahler M, Pine F, Bergman A (1982) Die psychische Geburt des Menschen. Fischer, Frankfurt am Main

Marshall K, Kennel J (1987) Mutter-Kind-Bindung. dtv, München

Meltzoff A, Moore M (1977) Imitation of facial and manual gestures by human neonates. Science 198: 75–78

Papousek H, Papousek M (1987) Intuitive parenting. Handbook of infant development. Wiley, New York

Papousek M (1994) Vom ersten Schrei zum ersten Wort. Hans Huber, Bern

Piaget J (1954) Intelligenz und Affektivität in der Entwicklung des Kindes. Suhrkamp, Frankfurt am Main

Rankl C (1996) Der interaktionelle Ansatz in der Säuglingsdiagnostik am Beispiel der Fütterungs- und nicht organischen Gedeihstörung. Unv. Diss., Univ. Wien

Sameroff AJ, Emde RN (1989) Relationship disturbances in early childhood. Basic Books, New York

Snow C (1972) Mother's speech to children learning language. Child Development 43: 549–565

Stern D (1992) Die Lebenserfahrung des Säuglings. Klett-Cotta, Stuttgart

Stern D (1994) Mutter und Kind: die erste Beziehung. Klett-Cotta, Stuttgart

Stone J, Smith H, Murphy L (1973) The competent infant. Basic Books, New York

Thiel T (1997) Film und Videotechnik in der Psychologie. Handbuch der Kleinkindforschung. Hans Huber, Bern, S 347–384

Tronick E et al (1978) The infant's response to entrapment between contradictory messages in face-to-face interaction. J AA Child Psychiat 17: 1–13

Tronick E (1998) Dyadically expanded states of consciousness and the process of therapeutic change. Infant Mental Health 19: 290–299

Tronick E, Cohn J (1989) Infant-mother face-to-face interactions: age and gender differences in coordination and the occurrence of miscoordination. Child Development 60: 85–92

Tyson P, Tyson R (2001) Lehrbuch der psychoanalytischen Entwicklungspsychologie. Kohlhammer, Stuttgart

Winnicott DW (1997) Vom Spiel zur Kreativität. Klett-Cotta, Stuttgart, S 128–139

Winnicott DW (1983, 1992) Through paediatrics to psycho-analysis. Collected papers. Brunner-Routledge, New York London (dt: Von der Kinderheilkunde zur Psychoanalyse. Fischer, Frankfurt am Main)

Zollinger B (2000) Spracherwerbstörungen, Grundlagen zur Früherfassung und Frühtherapie. Haupt, Bern

ROSWITHA FRIEDL

Postpartale Depression –
Praxis-Erfahrungen aus der Sozialarbeit

Einleitung

Im Rahmen des Sozialen Dienstes der Gemeinde Wien bietet die MAG ELF zur Förderung bewusst gelebter Elternschaft Eltern vor und nach der Geburt ihres Kindes Information, Beratung, Unterstützung und fachliche Hilfestellung an.

Die Geburt eines Kindes, insbesondere des ersten Kindes, bewirkt eine Vielzahl von Veränderungen. Diese Veränderungen betreffen nicht nur die finanzielle und wirtschaftliche Situation der Familie, sondern ganz besonders deren Zeitbudget und das Paar selbst. Im veränderten Familiensystem muss sich jede Person neu definieren und ihren Platz in der neuen Struktur finden; zusätzlich erschweren Rollenkonfusionen und Rollenkonflikte (z.B. Mutterschaft/Vaterschaft, Kinderbetreuung und Erwerbsarbeit) die Übernahme von Rollenmodellen und Vorbildern der Elterngeneration.

Bei der Bewältigung der elterlichen Aufgaben gibt es in der Regel wenig Gelegenheit zu positiver Rückmeldung, aufgrund einer weitverbreiteten Defizitorientierung werden besonders das Scheitern und das Misslingen betont. Gutgemeinte Ratschläge und eine Vielzahl von Ratgebern und Internetinformationen können darüber hinaus zur Verunsicherung der Eltern beitragen.

Wenn dann noch die eigenen Ansprüche an die Mutterschaft mit permanenten Alltagsanforderungen und eventuell auch noch mit den Erwartungen des Partners und des familiären Umfeldes zu kollidieren beginnen, können Überforderungssituationen und Frustrationen entstehen, welche unausgesprochen und unbearbeitet negative Gefühle, Wut, Ärger, vielleicht sogar Aggressionen gegen das Kind auslösen können.

Die Informations- und Beratungsangebote für die Zielgruppe der Eltern mit Säuglingen und Kleinkindern sind im Dezernat 3 gebündelt:

Werdende Eltern haben die Möglichkeit, sich auf die neue Rolle als Eltern, die Veränderungen in der Partnerschaft, wenn die Mann-Frau-Beziehung um die neue Rolle und Funktion der Vater-Mutter-Beziehung erweitert wird, und den neuen Alltag mit dem Baby vorzubereiten, ihre Alltagskompetenzen und erzieherischen Fähigkeiten sowie ihren Handlungs- und Gestaltungsspielraum auszuweiten und dadurch an Selbstbewusstsein und Selbstsicherheit zu gewinnen.

In den Elternschulen und Elternrunden vermitteln wir bereits, was dazu beigetragen werden kann, eine stabile und gesunde Beziehung zwischen Mutter und Kind, Mutter, Vater und Kind aufzubauen und fordern die BesucherInnen unserer Zentren auf, sich mit der Frage auseinander zu setzen, welche Ressourcen Eltern beziehungsweise Familien brauchen würden, um mit Problemen oder Krisen gut zurecht zu kommen. Da Mütter und Väter im urbanen Raum unserer Erfahrung nach häufig sehr isoliert leben, fehlen oft unterstützende soziale Netze; SozialarbeiterInnen, Sozialpädagoginnen, FachpsychologInnen des Kleinkindbereiches, Familienhebammen stellen sich als AnsprechpartnerInnen für die Reflexion der jeweils individuellen Lebens- und Alltagssituation zur Verfügung und bauen soziale Netze auf. Sie informieren die Eltern über die Entwicklungsschritte der Kinder und bereiten sie auf kommende Herausforderungen in der Erziehung, mögliche Erziehungs- und Entwicklungsprobleme vor, um nach Möglichkeit spätere invasive Maßnahmen, wie z.B. die Trennung von Eltern und Kindern, zu verhindern.

Das Dezernat 3 war in den vergangenen Jahren mehrmals in die Entwicklung und Umsetzung diverser Aktivitäten, insbesondere auch des Postpartale Depression-Projekts des Frauengesundheitsbüros im Fonds Soziales Wien eingebunden. Es war für alle Beteiligten enorm spannend, anregend und gewinnbringend, sich auf diese neuen Aufgabenstellungen und Herausforderungen einzulassen, sich in der Interdisziplinarität der Arbeitsgruppen zu bewegen und deren verschiedene Sichtweisen, Handlungsfelder und Handlungsansätze kennen zu lernen.

Warum war es uns so wichtig, die Sozialarbeit gerade im Zusammenhang mit postpartaler Depression noch stärker zu positionieren? Was hat uns dazu bewogen? Im folgenden Beitrag möchte ich auf unsere Anliegen und Ziele näher eingehen, über die Erfahrungen in der Praxis berichten und darstellen, welche Erkenntnisse wir aus dem Wiener Projekt gewinnen konnten.

═ Ziele, Erfahrungen, Erkenntnisse

Bei der postpartalen Depression handelt es sich um eine Befindlichkeitsstörung, die – vorrangig und wesentlich – störend und schädigend in die Beziehungen und Bindungen einwirkt und die Fähigkeit zur Außenori-

entierung, zu Kontaktnahmen zu FreundInnen, Verwandten, Bekannten, zum gesamten sozialen Netz beeinträchtigt. Wenn wir auf die soziale Dimension von postpartaler Depression fokussieren, sehen wir die Auswirkungen auf die Mutter als Person selbst, aber auch auf die Triade, das Zusammenleben der Eltern mit dem Kind, auf die Elternschaft, auf Funktion und Zusammenspiel von Mann und Frau und letzten Endes auf die Sozialisation und Persönlichkeitsentwicklung des Kindes.

Die eingangs erwähnten Veränderungen im Zusammenhang mit dem Elternwerden stellen an sich schon für jedes Paar eine große Herausforderung dar, eine postpartale Depression belastet das fragile Beziehungsgefüge der jungen Familie zusätzlich und kann die Ressourcen und Unterstützungsmöglichkeiten des familiären Umfeldes völlig überfordern und erschöpfen und massive Auswirkungen zur Folge haben.

Da wir in der Beratung der werdenden Eltern und der Eltern mit kleinen Kindern Belastungsfaktoren und Stressoren und deren Reduktion große Bedeutung beimessen, waren wir sehr daran interessiert, uns am Wiener Projekt zu beteiligen.

—— Zielsetzungen

Ziel des Projekts war es, Risikofaktoren herauszufiltern und zu erforschen, ob die psychosoziale Situation der Frauen durch frühe Interventionen bestimmter Berufsgruppen hinsichtlich des Erkrankungsrisikos beeinflusst werden kann.

Speziell für das Projekt geschulte Hebammen in drei ausgewählten Geburtsspitälern erhoben zunächst die Bereitschaft der Frauen, am Projekt teilzunehmen; danach führten sie mit diesen semistrukturierte Anamnesegespräche, ließen zwei Fragebögen zur sozialen Situation und zur psychischen Verfasstheit ausfüllen und teilten die Frauen anschließend in zwei Gruppen. Der Ergebnisscore war ausschlaggebend für die Zuweisung zu den ÄrztInnen, den SozialarbeiterInnen, den Familienhebammen oder den PsychotherapeutInnen.

Neben den SozialarbeiterInnen des Dezernates 3 im Klinikverbindungsdienst zu den Projektspitälern waren auch die SozialarbeiterInnen der 9 Eltern-Kind-Zentren der Stadt Wien eingebunden. Ihre Aufgabe bestand darin, den zugewiesenen schwangeren Frauen über das state of the art-Angebot hinausgehend Begleitung und Unterstützung anzubieten und schon in einem sehr frühen Stadium der Schwangerschaft sozialarbeiterische Interventionen zu setzen. State of the art ist, den Frauen Beratung anzubieten bzw. sich als AnsprechpartnerInnen zu definieren und die Frauen im Rahmen des Sozialen Dienstes entscheiden zu lassen, ob sie das Angebot in Anspruch nehmen wollen oder nicht.

Im Rahmen des Projektes wurde mit den Frauen eine verbindliche Vereinbarung getroffen, problem- und zielorientiert an der Lösung einer Fragestellung arbeiten und die Zeit der Schwangerschaft für eventuelle Veränderungen in der Lebens- und Alltagsorganisation nützen zu wollen.

Zum Unterschied vom state of the art wurde vereinbart, dass die SozialarbeiterInnen im Projekt auch „nachgehen" und die Frauen von sich aus kontaktieren werden, sollten diese Termine oder Vereinbarungen nicht einhalten oder ausbleiben. Dies aber nicht im Sinne von Kontrolle, sondern aus Interesse und Sorge um die psychische Befindlichkeit der betroffenen Frauen.

Die Hauptbefassungsgründe umfassten einerseits strukturelle und andererseits persönliche Problemlagen. Bei den strukturellen Problemen standen finanzielle Schwierigkeiten und Wohnungsprobleme im Vordergrund, bei den persönlichen Problemlagen bildeten Partnerkonflikte, die mit der Schwangerschaft und der veränderten Lebenssituation in Zusammenhang standen, fehlendes soziales Netz, diffuse Ängste und berufliche Probleme die Beratungsinhalte. Häufig berichteten die Frauen über emotionale Verstrickungen mit ihren Eltern und massive Schuldgefühle gegenüber dem ungeborenen Kind.

Existentielle, wirtschaftliche Probleme und finanzielle Schwierigkeiten, Wohnungsprobleme, Partnerschaftsprobleme, familiäre Schwierigkeiten, Ambivalenzen und Unsicherheiten gegenüber dem Kind, Bindungs- und Beziehungsprobleme waren für die SozialarbeiterInnen und die MitarbeiterInnen in den Eltern-Kind-Zentren unmittelbare Beratungsinhalte, ebenso mangelnde Sozialkontakte oder ein möglicher Alleinerzieherinnenstatus. Bei Erschöpfungsgefühlen, mangelnder Vitalität oder gesundheitlichen Problemen wurde die Kontaktnahme zu niedergelassenen PraktikerInnen, FachärztInnen oder Ambulatorien empfohlen. Bei schwierigen, offensichtlich innerpsychischen Konflikten wurde an die Psychotherapeutinnen des Projekts überwiesen

Wichtig war, den Frauen Strukturierungs- und Orientierungshilfe anzubieten und sie dabei zu unterstützen, mögliche Problemlagen zu identifizieren und Lösungsansätze zu entwickeln. Sie wurden ermutigt, ihre Ambivalenzen anzusprechen und auch negativen Gefühlen genügend Raum zu geben. Durch Kontaktnahmen zu Rechtsberatungen und finanziell unterstützenden Organisationen konnte der Handlungsspielraum der Frauen erweitert werden. Die frühzeitige Beratung über die Veränderungen in der Partnerschaft und über finanzielle Ressourcen erwies sich dabei als besonders wirkungsvoll. Mit diesen Maßnahmen hofften wir, Stress, Überforderungs- und Versagensgefühle reduzieren und die familiären Möglichkeiten und Ressourcen aktivieren zu können.

— Zahlen und Fallbeispiele

Die SozialarbeiterInnen konnten im Rahmen des Wiener Projekts mit 80 Frauen eine Betreuungsvereinbarung abschließen (34 in der Semmelweis-Frauenklinik in Wien 18; 26 im Kaiser-Franz-Josef-Spital in Wien 10; 12 im Sozialmedizinischen Zentrum Ost in Wien 22 und acht in den Eltern-Kind-Zentren), bei acht Frauen konnte der Kontakt nicht hergestellt werden, weitere acht Frauen haben den Kontakt abgebrochen. Die Kontaktfrequenz betrug zwischen zwei und zehn persönlichen Gesprächen pro betreuter Frau.

Mit den folgenden drei Fallbeispielen möchte ich typische Anfragegründe und Beratungsinhalte beschreiben und die sozialarbeiterischen Interventionen nachvollziehbarer machen.

— Fall 1

Eine junge, zierliche Frau türkischer Herkunft, die ihr erstes Kind erwartet, wird vorrangig wegen finanzieller Probleme überwiesen. Sie ist verheiratet, ihr Mann hat keine Arbeit, sie selbst bezieht Arbeitslosenunterstützung. Die junge Frau wirkt schüchtern und beeindruckt mit ausgezeichneten Deutschkenntnissen. Sie berichtet dem Sozialarbeiter, dass sie in einer kleinen Wohnung lebt, deren Miete sehr hoch sei und auf die Zuweisung einer Gemeindewohnung warte. Der Sozialarbeiter bespricht mit ihr die Möglichkeit einer Richtsatzergänzung durch das Sozialreferat (die Arbeitslosenunterstützung liegt unter dem Richtsatz) und schlägt vor, eine Wohnbeihilfe zu beantragen und die Angemessenheit der Miete überprüfen zu lassen. Die junge Frau erzählt, dass ihre Eltern geschieden seien und sie mit ihrer Schwester im Alter von 18 Jahren die Türkei verlassen und das Gymnasium abbrechen musste. In dieser Krisensituation litt sie an Depressionen, welche sich erst nach ihrer eigenen Hochzeit gebessert hätten. Zu ihrem Mann habe sie eine gute Beziehung. Sie wirkte einerseits verzagt, andererseits sehr interessiert, Perspektiven zu entwickeln.

Beim nächsten Gesprächskontakt berichtet die junge Frau, dass sie schon eine Richtsatzergänzung erhalten habe, die Angemessenheit der Miete bereits überprüft werde und sie auch die Wohnbeihilfe eingereicht habe. Von Depressionen ist nichts mehr zu bemerken. Bei der Übergabe des Wäschepaketes kommt der Sozialarbeiter mit der Frau noch einmal ins Gespräch. Es geht ihr gut, sie vermittelt einen recht zuversichtlichen Eindruck.

__ Fall 2

Der Sozialarbeiter findet in seinen Unterlagen den Zuweisungsbogen der Projekthebamme mit dem Vermerk, dass die Frau selbst anrufen werde und nicht kontaktiert werden wolle, da sie Angst vor ihrem gewalttätigen Mann habe. Auf Nachfrage bei der Projekthebamme stellt sich heraus, dass noch kleine Kinder im Familienverband leben und die Frau schon häufig geschlagen worden ist. Aus Sicht des Sozialarbeiters ist es nicht möglich, abzuwarten, ob sich die Frau von sich aus melden wird; er muss wegen des Abklärens einer eventuellen Gefährdungssituation die zuständige Regionalstelle Soziale Arbeit mit Familien informieren, welche dann auch die Betreuung der Mutter und der kleinen Kinder übernimmt. Gegenüber dem Ehemann wird ein Betretungsverbot ausgesprochen. Die Familienhebamme bietet zusätzliche Unterstützung an, psychotherapeutische Behandlung lehnt die Frau ab.

Trotz der schwierigen und emotional belastenden Ausgangssituation, in der sich die gesamte Bandbreite sozialarbeiterischer Interventionen abbildet, zeichnet sich für die Frau selbst eine positive Entwicklung ab – sie kann nun offen über ihre Situation reden, sich mit ihren Problemen offensiv auseinandersetzen, erhält Rückendeckung durch die zuständige Behörde und muss nichts mehr verschleiern.

__ Fall 3

Eine junge, allein lebende Frau aus dem ehemaligen Jugoslawien kommt in das Eltern-Kind-Zentrum zur Geburtsvorbereitung. Sie hat große Ängste vor der Geburt und fürchtet sich auch vor der ersten Zeit zu Hause; sie wartet noch auf die Verleihung der österreichischen Staatsbürgerschaft, was insoferne eine große Rolle spielt, als der Vater des Kindes erst dann nach Österreich kommen kann, wenn sie selbst die österreichische Staatsbürgerschaft besitzt.

Ziel der Mitarbeiterinnen vor Ort ist, die Frau an das Eltern-Kind-Zentrum zu binden, ein soziales Netz aufzubauen und ihre Ängste zu reduzieren. Die junge Frau nimmt die Austauschmöglichkeit im Zentrum gerne an und auch regelmäßig an der Geburtsvorbereitung teil.

Dann kommt das Baby acht Wochen zu früh, es geht aber beiden gut. Nach der Geburt nimmt die Mutter an der Stillgruppe teil und sucht auch regelmäßig einmal wöchentlich die Elternberatung auf; vier Wochen später fühlt sie sich völlig erschöpft und ausgelaugt, da das Kind sehr viel schreit und nur wenig schläft. Sie präsentiert sich wieder voller Ängste, unsicher und verzagt. In einem gemeinsamen Gespräch mit der Fachpsychologin des Kleinkindbereiches werden wöchentliche Gespräche mit der Psychologin vereinbart, das Baby wird währenddessen von den

Sozialpädagoginnen versorgt und beaufsichtigt, damit die Mutter ungestört und in Ruhe reden kann. Nach zwei Monaten wirkt die Frau stabiler, das Kind gedeiht gut; sie erhält die österreichische Staatsbürgerschaft, der Vater des Kindes kann endlich nach Wien kommen. Nach einem weiteren Monat hat sich die Situation zunehmend entspannt, die Frau ist im Zentrum gut integriert, der Mann begleitet sie, allerdings ist er noch immer auf Arbeitssuche. Einen Monat später hat der Mann auf einer Baustelle Arbeit gefunden, die besondere Begleitung durch das Eltern-Kind-Zentrum ist nicht mehr erforderlich.

Den SozialarbeiterInnen der neun Eltern-Kind-Zentren wurden die Schwangeren dann zugewiesen, wenn sich eine längere Begleitung abzeichnete oder die Sozialarbeiterin des Projektspitals für einen längeren Zeitraum ausfiel (Urlaub, Krankenstand). Davon abgesehen standen den betroffenen Frauen wie allen anderen Frauen auch die verschiedenen Aktivitäten der Eltern-Kind-Zentren und die Elternberatungen als Anlaufstellen zur Verfügung; der Einstieg erfolgte zumeist über die Gruppenaktivitäten, die Frauen selbst formulierten keine konkreten Anliegen, präsentierten sich jedoch völlig überfordert und voller Ängste, ihr Tagesablauf wirkte desorganisiert.

Da die MitarbeiterInnen jedoch in Schulungen gelernt hatten, genauer zu explorieren und den sensiblen Bereich differenzierter zu betrachten, konnten sie professioneller und vielseitiger beraten und begleiten. Die Auseinandersetzung mit der PPD hat zu einer weiteren Sensibilisierung geführt.

Mit Empfehlungen zur Tagesstruktur, mit Gesprächsangeboten in kurzen Zeitabständen schafften es die MitarbeiterInnen schrittweise, den Frauen über die erste kritische Phase hinwegzuhelfen und ihnen zu vermitteln, dass sie imstande sind, schwierige Phasen zu bewältigen; daraus schöpften sie Kraft und Selbstvertrauen für die Bewältigung weiterer schwieriger Ausgangssituationen.

Die Nachhaltigkeit des Projekts

Maßnahmen zur Sicherung der Nachhaltigkeit des Projektes und der daraus resultierenden Erkenntnisse

– Auf der Kundinnenebene machen wir nun die postpartale Depression im Rahmen unserer Informations- und Beratungsangebote zur Vorbereitung auf Geburt und Elternschaft zum Thema. In den Elternschulen greifen die FachpsychologInnen des Kleinkindbereiches das Thema auf und leisten damit einerseits einen Beitrag, dass die postpartale Depression enttabuisiert wird und schärfen andererseits die Sensibilität und das Bewusstsein der Teilnehmerinnen für diese Befindlichkeitsstörung.

– Bei der Wäschepaketanmeldung wird das in der Zwischenzeit für unseren Arbeitsbereich adaptierte Anamnesegespräch verwendet, um die psychosoziale und wirtschaftliche Situation der Frauen zu erfassen; die SozialarbeiterInnen nutzen das Gespräch als Chance, auch mögliche Ängste und Sorgen der Frauen wahrzunehmen und eventuelle Problemlagen, Stressoren und Risikofaktoren zu identifizieren. Bei dieser Gelegenheit geben sie die während des Projektes entwickelte Informationsbroschüre „Eigentlich sollte ich glücklich sein" aus.

Diese Broschüre hat sich mittlerweile als wertvolles Hilfsmittel herauskristallisiert, da sie es den MitarbeiterInnen enorm erleichtert, mit den Frauen über postpartale Depression ins Gespräch zu kommen und diesen das Faktum „postpartale Depression" nahe zu bringen; gleichzeitig können sie die Frauen über Unterstützungsmöglichkeiten und eventuelle AnsprechpartnerInnen informieren, Schwellenängste reduzieren und zum Besuch der Eltern-Kind-Zentren einladen; sie vermitteln diesen, dass sie dort Kontakte knüpfen, sich über ihre Erfahrungen austauschen und im Gespräch mit den anderen BesucherInnen und den MitarbeiterInnen der Zentren ihrer Stärken und Fähigkeiten bewusst werden können. Uns hingegen bietet sich in den Zentren die Chance, Mutter und Kind in ihrer Interaktion wahrzunehmen und schon zu einem sehr frühen Zeitpunkt eine sich problematisch entwickelnde Mutter-Kind-Beziehung erkennen und dieser gegensteuern zu können.

Da die Broschüre an alle Frauen ausgegeben wird, muss keine befürchten, sich in einer „besonderen" oder „außergewöhnlichen" Situation zu befinden – würden wir die Broschüre nur an jene Frauen ausgeben, wo wir auf Grund des Gesprächsverlaufes einen derartigen Handlungsbedarf orten, würde diese Vorgehensweise die Sorgen und Ängste der Frauen verstärken und eine mögliche problemfokussierende Assoziationskette in Gang setzen.

Bei der Übergabe der Wäschepakete besteht noch einmal die Möglichkeit, mit den Frauen in einer sehr positiv besetzten, offenen Atmosphäre ins Gespräch zu kommen, auf ihre Fragen und Anliegen beziehungsweise ihre Befindlichkeiten einzugehen und je nach Ausgangslage und Handlungsbedarf eventuelle Interventionen zu setzen.

Wenn diese Guidanceleistung jedoch nicht ausreicht, sind die MitarbeiterInnen aufgefordert, den Klientinnen weitere Möglichkeiten zu erschließen und sie an andere Institutionen zu überweisen.

Probleme beim Überweisen während des Projekts

- „Überweisungsversprechen"
  Es war immer wieder zu beobachten, dass die Klientinnen die Folge-
  betreuung mit zu hohen Erwartungen aufsuchten, was zu beiderseiti-
  ger Frustration und Enttäuschung führte, wenn die Erwartungen nicht
  erfüllt werden konnten; dies erfordert einerseits, die eigenen Bilder
  über die Nachfolgeeinrichtung und eventuelle Vorerfahrungen mit
  dieser Institution kritisch zu hinterfragen und sich andererseits über
  deren Möglichkeiten und Ressourcen genauestens zu informieren, um
  keine überzogenen Erwartungen zu wecken.
- Die Aufgabe des Netzwerks beziehungsweise der Netzwerktreffen
  besteht darin, die Möglichkeiten, aber auch die Grenzen der jeweiligen Institutionen aufzuzeigen und für Informationstransfer, Transpa-
  renz und Klarheit zu sorgen. Die Sozialarbeit kann auch auf dieser
  Metaebene einen wertvollen Beitrag leisten.
- Wenn die zuweisende Person zudem Widerstände bei der Klientin
  (z.B. gegenüber dem Amt für Jugend und Familie als vermeintlicher
  Kontrollinstanz) vermutet, wird sie Gefahr laufen, diese mit Verspre-
  chen zu „ködern".
- Es ist daher wichtig, sich kritisch mit der Reflexion der Fragen „Wie
  erreiche ich eine Überweisung" und „Wann ist eine Überweisung
  erfolgreich?" auseinander zu setzen.
- Wenn sich Klientin und Erstbetreuerin nicht trennen wollen, führt
  dieser wechselseitige Beziehungs- und Betreuungswunsch zu
  Schwierigkeiten bei der Annahme der Folgeeinrichtung.
- Die Überweisung erfordert daher ein distanziertes und distanzieren-
  des Vorgehen, was gerade in diesem sensiblen Bereich mit seiner
  hohen emotionalen Komponente eine sehr schwierige Aufgabenstel-
  lung sein kann.

Mit einem Paradigmenwechsel sollte die Umsetzung gelingen können:

Von der Betreuerin, die alle Bedürfnisse der Klientin selbst abzude-
cken versucht, hin zur Betreuerin, die ihre Funktion darin sieht, der
Klientin mit begleitender, annehmender, stützender Haltung nützliche
Ressourcen und Hilfen zu erschließen. Die „bessere" Betreuerin ist nicht
die, die sich für alle Problembereiche ihrer Klientin allein zuständig sieht,
sondern die, die ihre Klientin dabei unterstützt, andere sowie eigene
Ressourcensysteme in Anspruch zu nehmen.

Damit das Einbeziehen weiterer Hilfesysteme gelingen und die betroffene Frau selbst nachhaltige und umfassende Hilfestellung erfahren
kann, müssen die Ressourcen und Möglichkeiten der Hilfesysteme bekannt sein.

Mit den regelmäßig stattfindenden Netzwerktreffen und weiteren Schulungen und Infoveranstaltungen sollte dieses Ziel zu erreichen sein.

Zur Erhöhung und Ausweitung des Informations- und Wissensstandes wurden den MitarbeiterInnen des Dezernates 3 entsprechende Fortbildungsveranstaltungen angeboten; diese dienten dazu, die SozialpädagogInnen und SozialarbeiterInnen zu sensibilisieren und zu befähigen, Risikofaktoren für PPD und Anzeichen von möglichen krisenhaften Entwicklungen erkennen und heikle Situationen ansprechen zu können beziehungsweise sich diese Gespräche auch zuzutrauen.

In den Informationsveranstaltungen für BerufsanfängerInnen der MAG ELF informieren wir regelmäßig über das Projekt, um auch diese MitarbeiterInnen für postpartale Depression zu sensibilisieren und zu einer Enttabuisierung beizutragen.

Die regelmäßig auf regionaler Ebene stattfindenden Vernetzungstreffen mit den GynäkologInnen und KinderärztInnen werden wir zukünftig ebenfalls für den Informationstransfer über postpartale Depression nutzen.

___ Wichtige Erkenntnisse aus dem Projekt

1. Das Einbinden in die Eltern- Kind- Zentren ist für die Guidanceleistung nach der Geburt – zur Integration der Frauen in die Gruppenaktivitäten – enorm wichtig, vor allem dann, wenn die Frauen über mangelndes soziales Netz klagen und ihnen Antrieb, Neugierde, Lebensfreude, Funktionslust fehlen, um selbst aktiv zu werden bzw. die Gruppenaktivitäten von sich aus aufzusuchen.

2. Die Zentren geben den Frauen Feedback in ihrer neuen Rolle als Mütter und tragen wesentlich dazu bei, deren Alltagskompetenz zu erhöhen und zu fördern; dadurch reduzieren sie die Versagensängste, die Unsicherheit und der Druck, der auf den Frauen lastet.

3. Das Bewusstmachen von Stressoren und Risikofaktoren für postpartale Depression eröffnet den Frauen die Chance, sich mit den Ressourcen (den eigenen und jenen des familiären Umfeldes) auseinander zu setzen, sich auf mögliche belastende Situationen vorzubereiten und diesen besser begegnen zu können.

4. Ein bestimmter Prozentsatz der Frauen, welche während des Projektes den SozialarbeiterInnen des Klinikverbindungsdienstes zugewiesen wurden, wäre vorher nicht bei diesen gelandet, da die Frauen einen Eindruck über ihre Selbstorganisationsfähigkeiten und ihre Kompetenzen vermittelten, der mit der eigenen Selbsteinschätzung nicht korrespondierte – das heißt, auf das Spitalspersonal wirkten die Frauen selbst-

sicher, selbstbewusst, fähig, ihre Anliegen zu klären, sich um ihre Be-
lange zu kümmern beziehungsweise ihre Probleme selbst zu lösen.

Tatsächlich ergab der Score eine andere Einschätzung und ein Risiko-
potential, welches das Einbeziehen der Sozialarbeit erforderlich machte.

Bei der Durchsicht zahlreicher Falldokumentationen war auffällig,
dass diese Frauen überproportional häufig einen Migrationshintergrund
aufwiesen. Sie sprachen bereits sehr gut Deutsch und wirkten möglicherweise wegen ihrer sprachlichen Ausdrucksfähigkeit kompetenter als
andere Frauen mit Migrationshintergrund. Tatsächlich fanden sie sich
mit den Anforderungen aus Behördenwegen, Vorsprachen in diversen
Ämtern und Institutionen nicht zurecht, wirkten recht mutlos und wenig
zuversichtlich. Es waren jedoch nur wenige Gespräche notwendig, um
die Frauen zu ermutigen, auf ihre eigenen Fähigkeiten zu vertrauen und
sich die gemeinsam erarbeitete Problemlösung auch zuzutrauen.

Die Einschätzung des Spitalspersonals über die Ressourcen und Fähigkeiten dieser Frauen stellte sich im Nachhinein interessanterweise als
zutreffend heraus, die Frauen selbst wären jedoch ohne den Zwischen-
schritt der Problemdefinition, der Auseinandersetzung mit den Möglichkeiten und Lösungsschritten zur Zielerreichung, mit der Begleitung in
dieser Orientierungs- und Strukturierungsphase in eine Krise geschlit-
tert. Es ist daher äußerst wichtig, das Spitalspersonal über diese Erfahrung zu informieren, um den betroffenen Frauen keine Hilfestellung
vorzuenthalten.

Dieser auffallend hohe Anteil von Migrationserfahrungen führt zu der
Frage, ob der Verlust von soziokulturellem Hintergrund und familialem
Eingebundensein sich auf die Auftrittswahrscheinlichkeit oder den
Schweregrad einer postpartalen Depression auswirkt. Es könnte von
Interesse sein, diese Frage eingehender zu untersuchen und auch zu
prüfen, welche Bedeutung einer stützenderen Vaterfigur zukäme be-
ziehungsweise welche integrativen Maßnahmen für die betroffenen
Migrantinnen in ihren neuen sozialen Rahmenbedingungen hilfreich
wären.

5. Das Wiener Projekt kann in unserem Bereich als Modell für die Arbeit
mit bestimmten Zielgruppen dienen. Es fand in der Follow-up-Konferenz
des Daphne-EU-Projekts, als die Frage diskutiert wurde, wie man Zielgruppen, die nur schwer zu erreichen sind, in die Eltern-Kind- Zentren
integrieren könne, große Beachtung.

Vor allem der Ansatz, die Spitals- beziehungsweise Ambulanzroutine
zu nutzen, um auf die Frauen zuzugehen, sie für ein bestimmtes Anliegen zu gewinnen und in das Projekt einzubinden, schien allen Konfe-
renzteilnehmerInnen sehr nützlich und hilfreich zu sein. Es beeindruck-
te, dass die Frauen keine zusätzlichen Wege auf sich nehmen mussten

und das Projekt an sie herangetragen wurde und das zu einem Zeitpunkt, wo sie sich mit vielen Fragen, Sorgen und Ängsten quälten und
sehr offen für fachliche Hilfestellung waren.

Es regte an, neue Formen der Bewerbung anzudenken bzw. zu erpro-
ben. Auch die Überlegungen zur Sicherung der Nachhaltigkeit des Projekts (Schulungen, Informationsbroschüre, Netzwerktreffen) wurden als
sehr wirkungsvoll und beispielgebend angesehen.

Zusammenfassende Schlussfolgerungen und Empfehlungen für die Arbeit mit postpartaler Depression

1. SpezialistInnen haben bereits ein gutes Fachwissen über postpartale
   Depression. Im Allgemeinen ist jedoch kaum Wissen über postpartale
   Depression vorhanden, es bedarf daher zukünftig noch vieler
   Informations-, Weiterbildungs- und Fortbildungsinitiativen, um eine
   flächendeckende Sensibilisierung aller Professionen, die mit Schwan-
   geren in Berührung kommen, zu erreichen.

2. Funktionierende Netzwerke gewährleisten höchste Effizienz; dafür ist
   erfolgreiches Überweisen die Grundlage.

3. Um erfolgreich überweisen zu können, sind spezielle Schulungen
   erforderlich.

4. Forschung in den Bereichen

   – Postpartale Depression und Migrationshintergrund
   – Postpartale Depression und Kompensationsleistungen durch aktive
     Väter
   – Postpartale Depression und „lean guidance-Forschung": Aufbau und
     Entwicklung von Selbstorganisation versus intensive Betreuungs- und
     Therapiearbeit könnten weitere wichtige Erkenntnisse für die Arbeit
     mit postpartaler Depression liefern

Mit der Umsetzung der einzelnen Maßnahmen könnte die Professionali-
sierung eine weitere Qualitätssteigerung erfahren.

RENATE GROSSBICHLER-ULRICH

Die Rolle der Hebamme in der Arbeit mit psychisch belasteten Frauen oder Frauen mit einem Risiko für eine Erkrankung

Aufklärung in der Geburtsvorbereitung

Im Rahmen der Geburtsvorbereitung bietet sich eine nicht zu unterschätzende Chance, der Entstehung der postpartalen Depression entgegenzuwirken.

Prophylaxe durch Aufklärung

Die Wirkung der Aufklärungsarbeit darf nicht überschätzt und dahingehend missverstanden werden, dass auf diesem Weg potentielle postpartale Erkrankungen ausgeschaltet werden können.

Aufklärung kann das Risiko einer Depression jedoch einschränken. In diesem Zusammenhang ist es wichtig, dass die Hebamme ihre Bereitschaft signalisiert, als Ansprechpartnerin zur Verfügung zu stehen, wenn Seelennöte auftauchen.

Dieses Angebot wird offen ausgesprochen, betroffenen Frauen wird es leichter gemacht, gegebenenfalls darauf zurückzugreifen. Es ist aber auch sehr wichtig, schriftliches Informationsmaterial zu verteilen (z.B. Folder).

Wenn auch das Thema „Depression/Psychose in der Schwangerschaft und nach der Geburt" im Vorbereitungskurs nur schwer ausführlich behandelt werden kann, so lässt sich dieses Problem indirekt angehen, indem jene psychosozialen Faktoren thematisiert werden, die psychische Belastungen begünstigen. Dabei dürfen die Begriffe „Depression oder Psychose" nicht wie Schreckgespenste im Hintergrund lauern.

Es kann auch in den Geburtsvorbereitungskursen der EPDS-Fragebogen (Edingburgh Postnatal Depression Scale) ausgewertet werden.

Zur Auswertung muss die Hebamme allerdings ausreichend darüber informiert sein.

___ Themen, die sich zum Gedankenaustausch anbieten:

- Erwartungen hinsichtlich der Mutter- oder Vaterrolle, damit zusammenhängende Rollenkonflikte (von der Frau zur Mutter, vom Mann zum Vater) Veränderungen in den Beziehungen (zum Partner, zu den Eltern, zu den Schwiegereltern, zu den bereits vorhandenen Kindern)
- Die Beziehung zum Neugeborenen (Liebe auf Knopfdruck)
- Gedanken und Ideen zur Elternschaft insgesamt (warum wollen wir Mutter/Vater werden?)
- Hinterfragen eigener Ansprüche an das Leben nach der Entbindung (Beruf, Freizeit)
- Besondere Probleme von Erstgebärenden und von Mehrgebärenden
- Gesellschaftlich verankerte Mutterschaftsmythen (was bedeutet es, eine gute Mutter zu sein?)

Im Geburtsvorbereitungskurs sollte den werdenden Müttern deutlich gemacht werden, dass die erste Zeit mit einem Baby eine Schonzeit darstellt.

Die Mütter und Väter sollten ermutigt werden, Hilfe in Anspruch zu nehmen beziehungsweise sich diese im Vorfeld zu organisieren. Hier ist Überzeugungsarbeit notwendig.

Die Freude auf das Kind und gesellschaftliche Schönfärbereien lassen schnell in den Hintergrund treten, wie wichtig die Erholung der Mutter und die Einrichtung des Lebens mit dem neuen Baby in der Familie von Anfang an sind, um jeglicher Überforderung vorzubeugen.

Von der Erschöpfung bis zur Depression ist es meist nur ein kleiner Schritt. Den werdenden Müttern sollte auch dahingehend der Rücken gestärkt werden, eigene Bedürfnisse nicht zu vergessen.

== Das Gespräch zwischen Hebamme und Wöchnerin

Für die betroffene Frau ist es sehr wichtig, dass sie sich von ihrer Hebamme angenommen und verstanden fühlt, unabhängig davon, was sie preisgibt. Daher sollten die offen ausgesprochenen Gedanken und Gefühle ohne Wertung und ohne korrigierende Kommentare angehört werden.

Durch aufmerksames Zuhören und schon durch die Anwesenheit der Hebamme wird jenes Verständnis zum Ausdruck gebracht, das die Mutter jetzt braucht.

Die Hebamme vermeidet Bagatellisierungen und Beschwichtigungen der Gefühle, auch wenn die geschilderte Gefühlswelt manchmal befremd-

lich klingt. Im Moment fühlt die Frau so, und sie würde liebend gerne anders fühlen. Vom erwarteten absoluten Hochgefühl ist sie in das absolute Tief abgerutscht. Durch gutgemeinte Verharmlosungen wird einer betroffenen Frau im Prinzip die Berechtigung für solche Gefühle abgesprochen. In der Folge fühlt sie sich unverstanden, was eine befreiende und angstlösende Aussprache blockieren könnte. Hauptaufgabe der Hebamme sollte es sein, die Frau zu ermutigen, all ihre Gedanken und Gefühle ungehemmt auszudrücken, ohne Bewertungen fürchten zu müssen.

Was kann die Hebamme bei postpartaler Depression tun?

Besteht der Verdacht auf eine postpartale Depression, sollte die Hebamme ihre Einschätzung der Frau und dem Partner oder anderen Vertrauenspersonen mitteilen und sich die Zeit für ein klärendes Gespräch nehmen. Um den Verdacht zu bestätigen, kann der EPDS-Fragebogen als Diagnose-Instrument hinzugezogen werden.

Die postpartale Depression ist gekennzeichnet durch:

- Tiefe Traurigkeit, häufiges Weinen
- Inneres Leeregefühl, allgemeines Desinteresse
- Schuldgefühle
- Ängste bis Panikattacken
- Erschöpfung, Energiemangel, Müdigkeit
- Konzentrations-, Appetit-und Schlafstörungen
- Zwiespältige Gefühle dem Kind gegenüber
- Zwangsgedanken
- Suizidgedanken

Die Hebamme vermittelt allen Beteiligten, dass eine Depression nach der Geburt relativ häufig auftritt, dass jede Frau betroffen sein kann, und informiert über Möglichkeiten der Selbsthilfe und über professionelle Therapieformen. Sie empfiehlt, rechtzeitig professionelle Hilfe in Anspruch zu nehmen. Sie rät der Frau, sich an eine Gynäkologin/einen Gynäkologen ihres Vertrauens zu wenden, um körperliche Ursachen auszuschließen. Dazu sollte unbedingt auch die Überprüfung des Hormonstatus gehören. Sie rät der Frau, psychotherapeutische Unterstützung in Anspruch zu nehmen. Sie ermutigt die betroffene Mutter dahingehend, über ihre Gefühle mit anderen Menschen zu reden, und stärkt ihr Selbstvertrauen im Umgang mit dem Baby. Hat die Frau keine Rückendeckung durch Partner, Familie oder Freunde, sollte sich die Hebamme frühzeitig um unterstützende Maßnahmen von außen bemühen, wie zum Beispiel Familienhebammen, Familienhelferinnen und/oder Beratungsangebote in den einzelnen Mutter-Kind-Einrichtungen.

Im Gespräch mit der Frau und ihren Angehörigen sollte über die Verteilung der Arbeiten (auch Betreuung des Kindes) nachgedacht werden, um eine rasche und effektive Entlastung der Mutter zu schaffen.

Wird die Aufnahme in eine Klinik erwogen, kann die Hebamme den Arzt/die Ärztin auf die Möglichkeit der gemeinsamen Aufnahme von Mutter und Kind in psychiatrischen Stationen aufmerksam machen. Es ist sinnvoll, mit der Frau über ihre Gefühle hinsichtlich einer gemeinsamen Aufnahme zu sprechen.

Bei Suizidgefahr oder Gefahr der Kindstötung besteht sofortiger Handlungsbedarf.

═ Was kann die Hebamme bei postpartaler Psychose tun?

Wenn Symptome einer Psychose auftreten, muss die Hebamme sofort den Partner oder andere Angehörige verständigen und einen Arzt/eine Ärztin detailliert über den Zustand der Frau informieren

Die postpartale Psychose weist folgende typische Kennzeichen auf:

- Psychomotorische Störungen (motorische Unruhe, Erregung, Rededrang)
- Affektstörungen, (Angst, verändertes Selbstwertgefühl, Depression, Schlafstörungen, Reizbarkeit, Interesselosigkeit, Gleichgültigkeit)
- Ich-Störungen (das Gefühl, beobachtet zu werden, sich nicht als eigene Person wahrzunehmen, das Gefühl des Ausgeliefertseins)
- Wahrnehmungsstörungen (die Umwelt und andere Menschen werden als fremdartig wahrgenommen, Wahrnehmung nicht existenter Dinge, Sinnestäuschungen)
- Denkstörungen (Zerfahrenheit, langsames Denken, Wahnvorstellungen)
- Falsche Behandlung des Kindes, übersteigerte Sorge
- Suchtverhalten
- Aggressionen
- Suizidgedanken, Infantizidgedanken

Im Vorfeld sollte geklärt werden, ob die anvisierte Klinik Kapazitäten frei hat. Gleichfalls sollte geklärt werden, ob eine gemeinsame Aufnahme von Mutter und Kind möglich ist. Wenn dies nicht der Fall ist, muss die Versorgung des Kindes durch Verwandte beziehungsweise Vertrauenspersonen gewährleistet sein.

Im Umgang mit einer psychotisch reagierenden Frau sind viel Sensibilität und Verhandlungsgeschick gefragt. In den meisten Fällen ist die Frau ansprechbar und versteht, was um sie herum geschieht.

Es sollte ihr behutsam deutlich gemacht werden, dass sie dringend Hilfe benötige, dass man sich in einer Klinik um sie kümmern werde und der Aufenthalt dort ihrem persönlichen Schutz diene.

Die Hebamme sollte Ruhe bewahren, die Frau reden lassen, nicht den Wahrheitsgehalt des psychotischen Erlebens in Frage stellen, Vorwürfe der Mutter hinnehmen und umgekehrt keine Vorwürfe an sie richten. Grenzen zu ziehen ist für die Hebamme hier besonders wichtig.

Die Frau darf in ihrer psychotische Verfassung auf keinen Fall allein gelassen werden.

Im Idealfall kümmert sich die Hebamme um eine Umverteilung der Aufgaben, um einer Überforderung aller Beteiligten entgegenzuwirken.

- Wer macht den Haushalt?
- Wer kümmert sich um die anderen Kinder?
- Wer hält den Kontakt zu den ÄrztInnen und Kliniken aufrecht?

Es ist wünschenswert, wenn die Hebamme den Kontakt zur Mutter und ihren Angehörigen weiterhin eine zeitlang aufrecht erhält und die Familie unterstützt.

═══ Grenzen der Einflussnahme durch die Hebamme

Die Funktion der Hebamme ist oft als „Schaltstelle" zu verstehen. Sie fungiert als Mittelsfrau zwischen den verschiedenen beteiligten Gruppen. Ihre Aufgabe liegt darin, die Krankheit und etwaige Gefahrenpunkte frühzeitig zu erkennen, um eine Verschlechterung zu verhindern. Sie ist Gesprächspartnerin und Informantin. Ihre Grenzen sollte sie der betroffenen Familie behutsam vermitteln. Die Hebamme sollte sich darüber im Klaren sein, dass sie nicht dazu da ist, das Problem aus der Welt zu schaffen. Sie sollte nicht über Kompetenzen und Möglichkeiten hinaus fungieren. Ihre Verantwortung liegt im Begleiten, Erkennen, Dasein, Zuhören, Informieren, Aufklären und Vermitteln.

Autorenverzeichnis

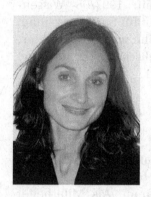

Judith ALDER

Aus- und Weiterbildung: 1988–1994 Studium der Psychologie (Hauptfach Klinische Psychologie, Nebenfach Allgemeine Psychologie und medizinisch kombiniertes Nebenfach) an der Universität Basel, Schweiz; 1994 Lizentiat Klinische Psychologie an der Universität Basel; 1995–1996 Kognitive Verhaltenstherapie (Schweizerische Gesellschaft für Verhaltenstherapie); 1996–2000 Postgradualer Studiengang in kognitiv-behavioraler Therapie an der Universität Basel; 1999 Doktorat Klinische Psychologie (Bereich Psychotherapieforschung) an der Universität Bern; 2001 Master of Advanced Studies in Psychotherapie der Universität Basel. Beruflicher Werdegang: 1994–1995 Mitarbeiterin im Bereich Psychotherapie/Sozialmedizin im Centro de la Familia EIRENE in Cusco (PER); 1995–1996 Beratung von Langzeitarbeitslosen bei MOA (Schweiz) AG in Basel; 1996–2000 Psychotherapeutin in Psychotherapeutischer Praxis; 1996–1998 Forschungsassistentin im Bereich Psychotherapieforschung an der Universität Bern; seit 1998 Leitende Psychologin Gynäkologische Sozialmedizin und Psychosomatik an der Universitäts-Frauenklinik Basel, Schweiz. Arbeits- und Forschungsschwerpunkte: Perinatal mental health, Weibliche Sexualität, Psychoonkologie.

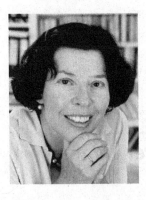

Elisabeth BECK-GERNSHEIM

Prof. Dr. phil. Dr. rer. pol. habil.; Professorin für Soziologie an der Universität Erlangen-Nürnberg; Studium der Soziologie, Psychologie und Philosophie in München; Habilitation 1987; danach Gastprofessur für Mikrosoziologie an der Universität Gießen und Gastprofessur für Sozialpsychologie an der Universität München; Professorin für Soziologie zunächst an der Universität Hamburg, ab 1994 an der Universität Erlangen-Nürnberg; Fellowships: 1996 Universität Cardiff; 1997/98 Wissenschaftskolleg zu Berlin; 2002/03 Hamburger Institut für Sozialforschung; Forschungsschwerpunkte: Arbeit und Beruf, Familie und Geschlechterverhältnisse; Migration und multikulturelle Gesellschaft; Technik und Technikfolgen; zahlreiche Buchveröffentlichungen.

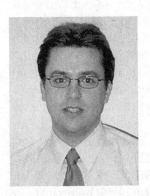

Justin BILSZTA

Dr. Justin Bilszta ist der nationale Projektmanager für das australische *beyondblue* National Postnatal Depression Program. Als Mitarbeiter von Prof. Anne Buist, National Coordinator and Director of Adult Psychiatry and Banksia House Mother-Baby Unit at A&RMC, ist er für die konkrete Abwicklung des Programms verantwortlich. Zuvor war Dr. Bilszta nach seiner Promotion in kardiovaskulärer Pharmakologie unter anderem an der School of Medical Science, RMIT University und im Thalassaemia Laboratory at the Royal Women's Hospital tätig.

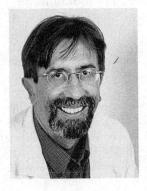

Johannes BITZER

Prof. Dr. med., geb. 1950 in Tailfingen (Schwäbische Alb); Studium in Freiburg (Deutschland) und Peru, Fremdsprachenstudium in Paris; Famulaturen in Baltimore (USA) und Ghana (Westafrika); Tätigkeit als leitender Arzt in Banikoara (Benin/Westafrika) im Rahmen der deutschen Entwicklungshilfe; seit 1994 Abteilungsleiter der Abteilung für Gynäkologische Sozialmedizin und

Psychosomatik der Universitäts-Frauenklinik Basel (Schweiz). Die Abteilung umfasst Familienplanung, Infertilitätsbehandlung, Sexualmedizin und Psychosomatik; 1994 Habilitation für gynäkologische und geburtshilfliche Psychosomatik; seit 1998 Präsident der Internationalen Gesellschaft für Psychosomatische Gynäkologie und Geburtshilfe (ISPOG); seit 2000 persönlicher Extraordinarius für Gynäkologie und Geburtshilfe.

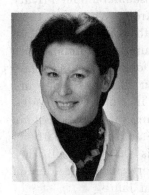

Jutta FIEGL

Dr. phil., geb. 1953; Psychotherapeutin (system. Familientherapie); Klinische- und Gesundheitspsychologin; Supervisorin; jahrelange klinische und wissenschaftliche Mitarbeit an der Universitätsfrauenklinik Wien und an der Universitätsklinik für Tiefenpsychologie und Psychotherapie; seit 1986 konsiliarisch tätig am Institut für Reproduktionsmedizin und Psychosomatik der Sterilität in Wien; freie Mitarbeit in einer Sexualberatungsstelle; Leitung von Projekten und Weiterbildungen zu den Themen Psychosomatik, Psychoonkologie, Humangenetik, Pränataldiagnostik, Reproduktionsmedizin; in freier Praxis in Wien tätig; Vorsitzende des Wiener Landesverbandes für Psychotherapie.

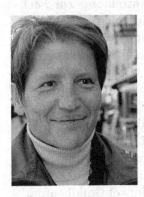

Roswitha FRIEDL

Dipl. Sozialarbeiterin, Jahrgang 1950; von Juli 1972 bis September 1990 Sprengelsozialarbeiterin in einem Wiener Bezirksjugendamt, daneben Vertretung der leitenden Sozialarbeiterin, Praxisanleiterin und Einschulerin; 1998/99 Supervisorenausbildung; seit September 1990 Leiterin des Referates Eltern, Säuglinge, Kleinkinder; seit Juli 2001 Leiterin des gleichlautenden Dezernates 3 der MAG ELF.

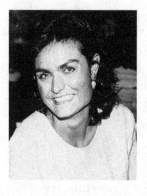

Renate GROSSBICHLER-ULRICH

Hebamme; geb. 1966 in Wien; nach der Matura von Juli 1984 bis März 1985 Laborassistentin; Februar 1987 Hebammendiplom; von März 1987 bis November 1988 Kreißsaalhebamme Krankenanstalt Rudolfsstiftung Wien; von November 1988 bis Dezember 1991 Kreißsaalhebamme Privatkrankenhaus Goldenes Kreuz Wien; ab 1989 Berechtigung zur freiberuflichen Tätigkeit, Geburtsvorbereitung, Betreuung von ambulanten Geburten; seit Jänner 1992 Stationshebamme im Donauspital am Sozialmedizinischen Zentrum Ost Wien; 1194 Diplom zur akademisch geprüften Kranhausmanagerin; seit 1992 Lehrtätigkeit in Hebammenakademien und Gesundheits- und Krankenpflegeschulen; Vortragstätigkeit im In- und Ausland, mehrere Publikationen zum Thema Hebammenarbeit, Geburtshilfe, Hebammenwissenschaft; von 1995 bis 2000 Präsidentin des österreichischen Hebammengremiums; 2000 Wiederwahl zur Präsidentin des Österreichischen Hebammengremiums für fünf Jahre.

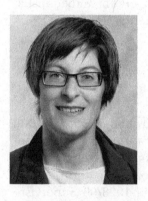

Claudia M. KLIER

Dr. med., geb 1960 in Innsbruck; Medizinstudium in Innsbruck und Wien; Ausbildung zur Fachärztin für Psychiatrie und Neurologie an der Universitätsklinik Innsbruck und Wien 1991–1998; Psychotherapeutin; Forschungsaufenthalt an der Columbia University, NYC, USA 1995/96 sowie zahlreiche kurzfristige Forschungsaufenthalte in den USA; Koordinatorin des EU Projektes „Transkulturelle Aspekte der Postpartalen Depression" 1998-2001; zur Zeit wissenschaftliche Tätigkeit an der Universitätsklinik für Neuropsychiatrie des Kindes- und Jugendalters; 2. Vorsitzende der deutschsprachigen Marcé Gesellschaft, Sektion der „International Marcé Society for Psychiatric Disorders of Childbearing"; medizinischer Fachbeirat der La Leche Liga; wissenschaftliche Schwerpunkte: Psychiatrische Erkrankungen im Rahmen von Schwangerschaft und Geburt.

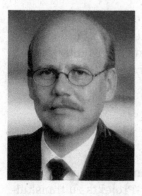

Mario H. LANCZIK

Facharzt für Psychiatrie und Psychotherapie in Bozen. 1995 Habilitation an der Medizinischen Fakultät zu Würzburg über postpartal auftretende psychische Erkrankungen. 1996–1997 Consultant Psychiatrist am Queen Elizabeth Psychaitric Hospital der University of Birmingham, dort Leitung der Mother-and-Baby-Unit zusammen mit Prof. Ian Brockington. 1998–2001 Gründungsherausgeber der Archives of Women's Mental Health und Präsident des 1st World Congress on Women's Mental Health 2001 in Berlin.

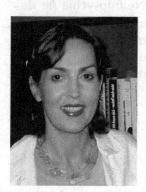

Claudia REINER-LAWUGGER

Dr. med., Jahrgang 1962, Studium der Medizin in Wien; Fachärztin f. Psychiatrie, Psychotherapeutin (Gestalttherapie). Leiterin des Departements für Perinatale Psychiatrie im Otto-Wagnerspital Baumgartner Höhe, Wien; verheiratet, 2 Kinder.

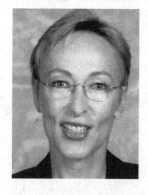

Anita RIECHER-RÖSSLER

Prof. Dr. med., geb. 1954 in Tübingen/D; Chefärztin der Psychiatrischen Poliklinik des Universitätsspitals Basel und Ordinaria für Psychiatrie an der Universität Basel; Fachärztin für Psychiatrie und Psychotherapie und Psychoanalytikerin; Studium in Heidelberg und London; langjährige klinische Erfahrung in der Inneren Medizin und Neurologie in Heidelberg, v.a. aber in der Psychiatrischen Klinik und der Psychosomatischen Klinik des Zentralinstituts für Seelische Gesundheit in Mannheim; Schwerpunkt der Forschungsarbeiten: Geschlechtsunterschiede bei psychischen Erkrankungen und psychische Erkrankungen bei Frauen; Präsidentin der Section of Women's Mental Health der AEP (Assoziation Europäi-

scher Psychiater), Gründungspräsidentin und Vorstandsmitglied der GPGF (Gesellschaft für die psychische Gesundheit von Frauen) und assoziiertes Vorstandsmitglied der Section of Women's Mental Health der WPA (World Psychiatric Association) sowie der IAWMH (International Association of Women's Mental Health).

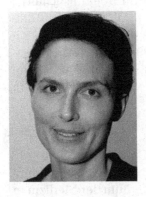

Miriam R. SCHÄFER

Medizinstudium in Wien und Lausanne. Dissertation im Rahmen eines EU-Projekts zu transkulturellen Aspekten der Postpartalen Depression. Facharztausbildungsjahre in Berlin und Wien. Seit zwei Jahren wissenschaftliche Tätigkeit an der Universitätsklinik für Neuropsychiatrie des Kindes- und Jugendalters in Wien. Koordination einer Studie zur Früherkennung psychotischer Störungen und Frühintervention in der Prodromalphase mit Omega-3 Fettsäuren.

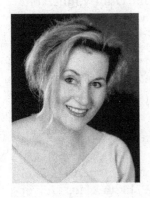

Josephine SCHWARZ-GERÖ

Dr. med., geboren 1954 in Wien. Fachärztin für Kinder-und Jugendheilkunde; seit 1994 Leitung der Säuglingspsychosomatik mit Schreiambulanz an der Kinderklinik Glanzing (Vorstand: Prof. Andreas Lischka) in Wien; Gründung und Leitung der Kinderschutzgruppe WSP; Mitglied der österr. Gesellschaft für angewandte Tiefenpsychologie und allgemeine Psychotherapie (ÖGATAP); Mitglied der German Association for Infant Mental Health (GAIMH); Publikationen u.a. in Kinderpsychosomatik/Zimprich, Thieme; Internationale Vortragstätigkeit im Bereich der frühen Eltern-Kind-Beziehungsstörungen.